AMBI KAVANAG

# Chakras & Selbstfürsorge

GOLDMANN

ENERGIEZENTREN IN BALANCE – MIT EINFACHEN RITUALEN FÜR JEDEN TAG

# CHAKRAS & SELBSTFÜRSORGE

Aus dem Englischen von Andrea Panster

AMBI KAVANAGH

Mit einem Vorwort von Poppy Jamie

GOLDMANN

Die englische Originalausgabe erschien 2020 unter dem Titel »Chakras & Self-Care« bei Zeitgeist, an imprint of Zeitgeist™, a division of Penguin Random House LLC, New York.



FSC www.fsc.org MIX Papier aus verantwortungsvollen Quellen FSC® C021956

Penguin Random House Verlagsgruppe FSC® N001967

1. Auflage
Deutsche Erstausgabe Oktober 2022

Gestaltungskonzept: Aimee Fleck
Umschlag: Uno Werbeagentur, München
Umschlagmotiv © by Ramziya Khusnullina/Shutterstock.com
Redaktion: Judith Mark
Satz: Satzwerk Huber, Germering
Druck und Bindung: Alcione, Lavis
Printed in Italy
SC · CB

ISBN 978-3-442-22345-9

FÜR MEINEN MANN KEVIN,
UNSEREN SOHN ASHER
UND MEINE LEHRERIN NOELLE –
MEINE CHAKRAAUSGLEICHSKOMPLIZEN

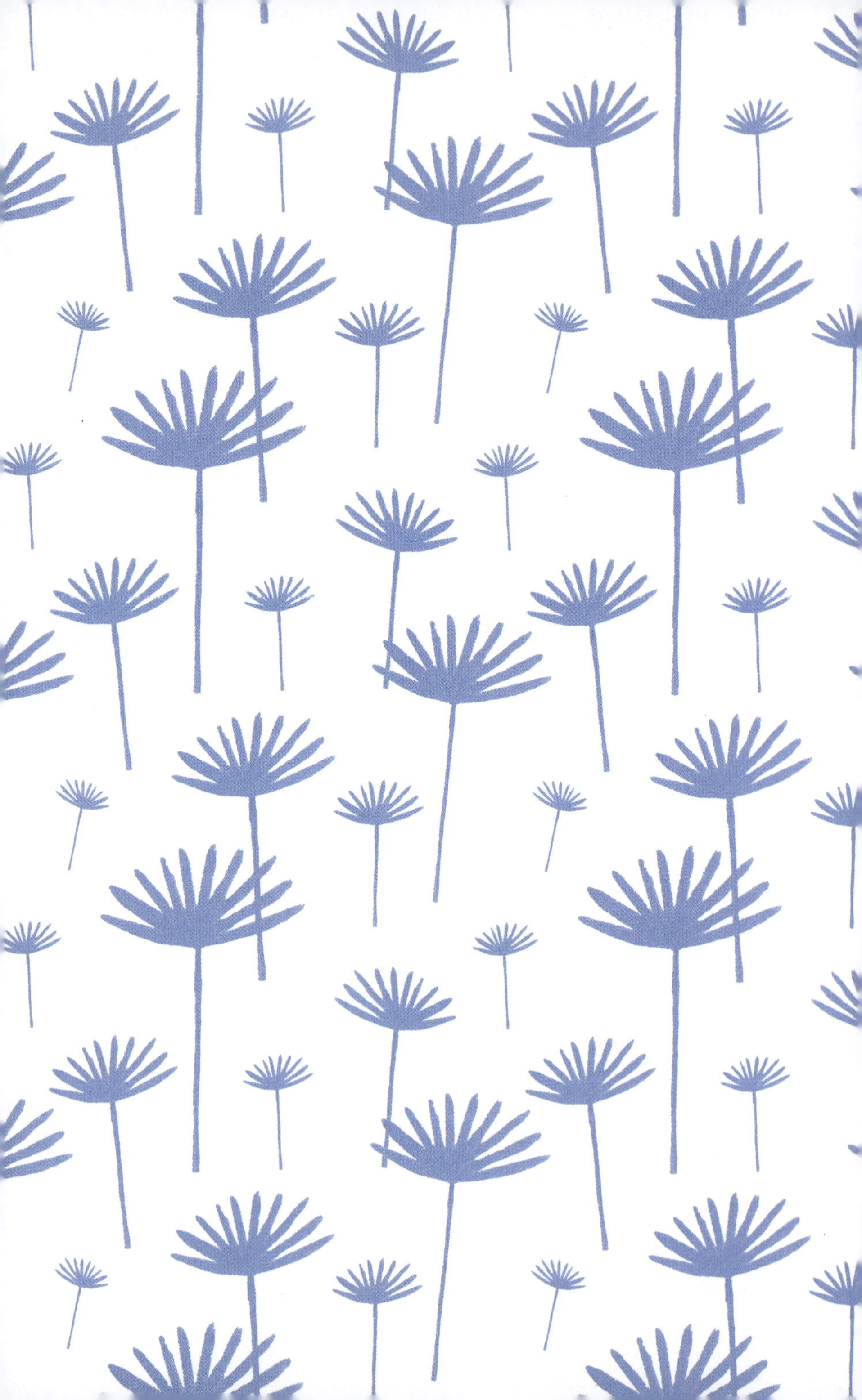

# INHALT

# VORWORT

Selbstfürsorge bedeutet im Grunde, dass wir unsere geistige, emotionale, spirituelle und körperliche Gesundheit bewusst wertschätzen. Diese Wertschätzung wurzelt in der Liebe zu uns selbst und der Fähigkeit, in uns hineinzuspüren und genau dort anzusetzen, wo wir gerade stehen. Leider ist die wahre Bedeutung der Selbstfürsorge verloren gegangen. Überall wird sie als ein moderner Trend dargestellt, bei dem es um luxuriöse Schaumbäder, aggressiv beworbene Abo-Boxen und Selleriesaft geht. Weil wir in unserem Alltag ständig mit Informationen überflutet werden, lassen wir uns davon oft mitreißen und verlieren die wahre Selbstfürsorge aus den Augen – uns sind die eigenen Bedürfnisse weniger wichtig, als »Likes« zu bekommen und ständig in Aktion zu sein. Kein Wunder, dass wir uns bei dem Versuch, unsere Gesundheit und unser Glück in die eigenen Hände zu nehmen, ein wenig verloren fühlen und uns verlässliche Hilfestellung wünschen.

Da kommt das vorliegende Buch ins Spiel. Du kannst es als Anleitung betrachten, wie du Ausgeglichenheit und Wohlbefinden schaffen und steigern kannst, während du dir deinen Weg durch das moderne Leben bahnst. Es kombiniert praktische Rituale mit den wissenschaftlichen und philosophischen Erkenntnissen vieler Jahrtausende und zeigt dir so, wie wirkungsvoll es sein kann, dein Energiesystem – also deine Chakras – ins Gleichgewicht zu bringen.

Du wirst lernen, Kontakt zu deinem inneren Navigationssystem aufzunehmen und die Weisheit deines Körpers zu entdecken.

Denn wahre Gesundheitsvorsorge beginnt dann, wenn dieser Kontakt wiederhergestellt wird und Körper, Geist und Seele harmonisch zusammenwirken.

In diesem Buch manifestiert sich auch seine Autorin, Ambi Kavanagh. Sie ist eine maßgebliche Stimme in diesem Bereich, die aufhorchen lässt. Jahrelang arbeitete sie als Anwältin, ehe sie durch den Einsatz von Methoden wie Klangtherapie, Astrologie, Reiki und Life Coaching zu einer führenden Persönlichkeit der Wellnessbranche wurde (noch bevor es diese »Branche« überhaupt gab). Da sie in der eigenen Erfahrung geerdet ist, besitzt sie die einzigartige Fähigkeit, zu helfen und zu heilen, bis du von innen heraus leuchtest.

Du wirst bei der Lektüre dieses Buches vielleicht damit beginnen, eines deiner Chakras zu öffnen oder eines von Ambis Ritualen auszuprobieren, um etwas loszulassen, was dir nicht mehr dient. Im Laufe der Zeit wirst du dich vermutlich dabei ertappen, dass du immer mehr Übungen in deinen Alltag einbaust – und dann kommen Heilung und Erneuerung erst richtig in Schwung.

Es freut mich sehr, dass du dich auf den Weg der Heilung begibst, um die ausgeglichenste und aufgeweckteste Version deiner selbst zu entdecken. Du befindest dich nicht nur in guten, sondern sogar in magischen und heilenden Händen.

**POPPY JAMIE**

Gründerin von *Happy Not Perfect* und

Autorin des gleichnamigen Buches

# EINFÜHRUNG

ES STECKT TIEFE WEISHEIT
IN UNSEREM FLEISCH,
WENN WIR NUR ZUR BESINNUNG
KOMMEN UND SIE SPÜREN KÖNNEN.
*Elizabeth A. Behnke*

Was wäre, wenn du alles, was du bräuchtest, um zur – körperlich, geistig und seelisch – besten Version deiner selbst zu werden, bereits in dir hättest? Was, wenn zu dieser Weisheit nicht nur Strategien zur Heilung deines Lebens, sondern auch vorbeugende Übungen gehörten, damit du weniger Probleme bewältigen müsstest? Wie sähe dein Leben aus, wenn du dieses Wissen dazu nutzen könntest, mehr Seelenfrieden, Gesundheit und ein Gefühl von Ausgeglichenheit, Erfüllung und Sinnhaftigkeit zu erleben? In diesem Buch werden wir uns ansehen, wie dir die jahrhundertealte Weisheit des Chakrasystems dabei helfen kann, all dies zu erreichen und noch viel mehr.

Das Wort *Chakra* stammt aus dem altindischen Sanskrit und bedeutet »rotierendes Lichtrad«. Das Chakrasystem besteht aus sieben Hauptenergiewirbeln, die unseren Energiekörper regulieren. Unsere

Ahnen besaßen ein intuitives Verständnis für ihren Energiekörper, für die Rhythmen und Jahreszeiten der Natur und dafür, wie man damit arbeitet. Die gute Nachricht ist, dass dieses Wissen und diese Praxis nicht auf die Vergangenheit beschränkt sind. Im modernen Alltag brauchen wir sie dringender denn je. Wie unsere Ahnen können wir im Einklang mit den Mondzyklen und Mutter Natur leben, um Zugang zu unseren natürlichen Biorhythmen zu bekommen – den Körperzyklen, die unsere Gesundheit, unsere Gefühle und unseren Verstand steuern.

In unserer hektischen und oft belastenden Welt kommt es häufig zu Störungen der Wirbel in unserem Energiekörper, was sich nachteilig auf unseren physischen Körper und sogar unser Leben auswirkt. Wir investieren Zeit, Geld und Energie in die Pflege unseres physischen Körpers, aber wir vergessen darüber unseren Energiekörper und unterschätzen seine Bedeutung für unser allgemeines Wohlbefinden. Wenn wir uns optimale Gesundheit wünschen, müssen wir besser für unseren Energiekörper sorgen. Die moderne Medizin hat zahlreiche lebensverändernde Fortschritte gebracht, verringert ungewollt aber auch unsere angeborenen Selbstheilungskräfte. Viele Krankheiten haben ihren Ursprung in einem Verlust der Verbindung zwischen Körper, Geist und Seele, der von Blockaden im Energiekörper verursacht wird. Es ist allgemein bekannt, dass Vorbeugen besser ist als Heilen, und viele unserer Beschwerden lassen sich durch die bewusste Arbeit mit dem Chakrasystem der Selbstfürsorge verhindern.

Ich habe das Chakrasystem bald nach meinem spirituellen Erwachen im Jahr 2008 entdeckt. Seither widme ich mich dem Chakrasystem der Selbstfürsorge und nutze es, um mehr Ordnung, Gleichgewicht und

Harmonie in mein Leben zu bringen. Es war eine der wichtigsten Lektionen und Lehren, die mir je zuteilwurden – und sie hat mein Leben völlig verändert. (Ich glaube, dieses Erwachen und die anschließende Entwicklung haben mir geholfen, mit Anfang 40 auf natürlichem Wege einen gesunden Jungen zu empfangen und zur Welt zu bringen!) Als Reikimeisterin, Klangtherapeutin und Life Coach gebe ich dieses Wissen in der gemeinsamen Arbeit mit Hunderten von Klientinnen und Klienten weiter. Ich erlebe hautnah, wie positiv sich die Chakrapflege auf ihr Leben auswirkt und wie sie ihnen hilft, gesundheitliche Probleme zu überwinden, energiegeladener zu werden, Seelenfrieden zu finden, ihrem wahren Lebenszweck gemäß zu leben und mehr Selbstvertrauen zu entwickeln. Dadurch gelingt es ihnen, die richtigen Menschen anzuziehen und in schwierigen Situationen positive Entscheidungen zu fällen. Es ist unglaublich mitzuerleben, wie wirkungsvoll diese Praxis ist.

Dieses Buch wird dir helfen, dank dieser zeitlosen Lehren mehr Gleichgewicht, Heilung und Harmonie zu erleben. Im ersten Teil werden wir uns die sieben Hauptchakras sowie ihre Funktion in deinem Leben ansehen. Du wirst auch einiges über die besonderen Steine und die ätherischen Öle lernen, die ihre Öffnung unterstützen, und wir werden Göttinnen-Archetypen vorstellen, damit du das Potenzial der einzelnen Chakras voll ausschöpfen kannst. Ich werde dir Übungen und Meditationen einschließlich einer Meditation zur Visualisierung der Chakras vorstellen, um dir den Zugang zu diesen Energiezentren zu erleichtern. Anschließend werde ich dich Schritt für Schritt durch eine Aktivierungsmeditation führen, die dir helfen wird, die Chakras zu öffnen, damit ihre Energie frei fließen kann.

Der zweite Teil des Buches enthält sowohl tägliche als auch saisonale Übungen zum Ausgleich der Chakras, Heilmittel und Rezepte sowie Rituale, Affirmationen und Meditationen. Sie werden dir helfen, diese zeitlose Weisheit in deinen Alltag zu integrieren.

Ich habe dieses Buch in der aufrichtigen Hoffnung geschrieben, dir damit zu einer besseren Verbindung zu dir selbst und der Natur zu verhelfen. Während du dich mit dem Chakrasystem vertraut machst und erfährst, wie dein Energiekörper funktioniert, wirst du die Kraft zu schätzen lernen, die du in dir trägst – und es wird dein Leben verändern. Lass dir Zeit bei der Lektüre dieses Buches. Nimm es ganz und gar in dich auf, halte deine Erfahrungen mit den Meditationen und Ritualen in einem Tagebuch fest und komm bei Bedarf auf die einzelnen Kapitel zurück. Die tiefe Weisheit der Chakras wird dir die Kraft geben, ein gesünderes, glücklicheres und ausgeglicheneres Leben zu führen; dein wahres Wesen anzunehmen; dich an den Menschen zu erfreuen, die du liebst; die Natur und eine höhere Lebensqualität zu genießen.

SELBST-
FÜRSORGE
IST ETWAS
HEILIGES

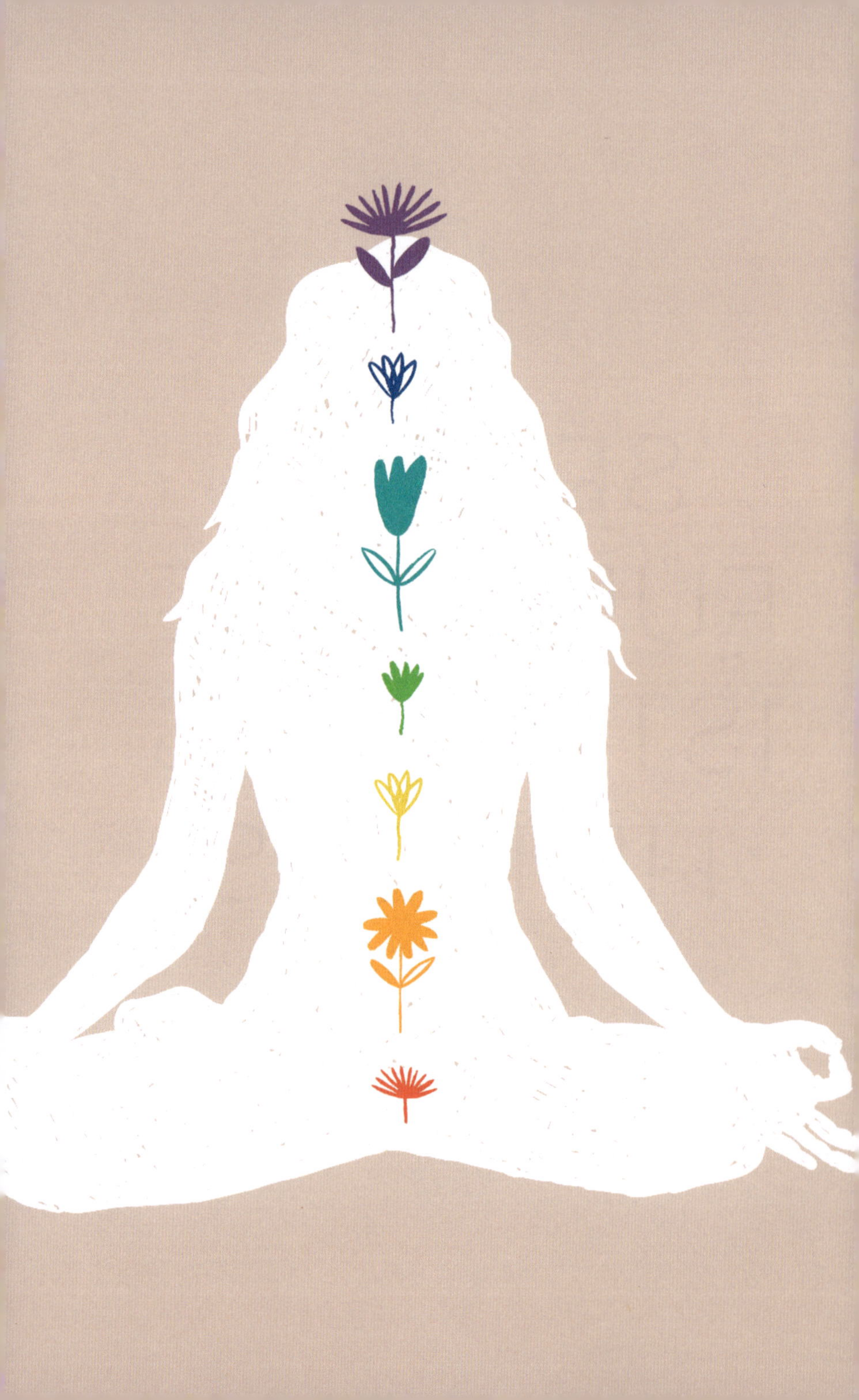

EINS

# DIE CHAKRAS: WAS WISSENSWERT IST

EIN SYSTEM WIRD
DURCH DIE ENERGIE,
DIE HINDURCHFLIESST,
ORGANISIERT.
*Harold J. Morowitz*

In diesem Kapitel werde ich dir einiges über die Geschichte der Chakras erzählen und dir helfen, eine solide Wissensgrundlage zu erwerben. Du wirst die sieben Hauptchakras, viele Schlüsselkonzepte und -begriffe der Chakra-Energie-Heilung sowie die Werkzeuge kennenlernen, die du am Beginn deines neuen Weges brauchen kannst. Eine praktische Übung wird dich dabei unterstützen, Verbindung mit deinen Chakras aufzunehmen und ihren Zustand einzuschätzen, damit du ein Verständnis dafür gewinnst, wo das energetische Gleichgewicht gestört ist und wie du es wiederherstellen kannst.

## WAS IST EIN CHAKRA?

Wie wir aus der Einführung wissen, ist *Chakra* ein Wort aus dem Sanskrit und bedeutet »rotierendes Rad«. Sanskrit ist die uralte vedische Sprache Indiens, und der Chakrabegriff tauchte zum ersten Mal vor vielen Jahrtausenden in vedischen Schriften auf. In uralten Texten – den Veden – heißt es, die Chakras seien durch *Nadis* (Sanskrit für »Flüsse«) verbunden, damit *Prana* (Sanskrit für »Lebenskraft«) durch unseren Körper strömen könne.

Viele uralte spirituelle Texte vermitteln Lehren mithilfe von Metaphern und Symbolen. In den Veden wurde der physische Körper mit einer Landschaft verglichen. Die sieben Hauptchakras entsprachen den verschiedenen Teilen des Landes und die Nadis den Flüssen, die sie miteinander verbanden und vom einen zum anderen flossen. Damit das Land blühen und gedeihen konnte, mussten die Flüsse frei und völlig ungehindert von einem Landesteil zum anderen fließen können und alle sieben Teile bewässern.

Mithilfe dieser Symbolik vermittelten die Schriften: Wenn wir ein Optimum an Lebenskraft besitzen, körperlich und emotional so gesund wie möglich sein möchten und uns gut entwickeln wollen, müssen alle Chakras offen sein und sich drehen, um den freien Energiefluss im Körper zu gewährleisten. Chakras, die nicht optimal funktionieren, können ein energetisches Ungleichgewicht oder eine Blockade verursachen, was wiederum zu körperlichen, emotionalen und spirituellen Problemen sowie Schwierigkeiten im Leben führen kann.

Die Chakras wurden zwar zum ersten Mal in hinduistischen Texten erwähnt, aber auch die Lehren der Buddhisten, Tibeter, Maya und

Kabbalisten bestätigen ihre Existenz und verweisen auf ähnliche Systeme. Im Laufe der menschlichen Entwicklung haben wir auch gesundheitliche Systeme jenseits der Schulmedizin in den Blick genommen und das Wissen unserer Vorfahren genutzt, um jahrhundertelang bewährte Lösungen für moderne Probleme zu finden. Systeme wie das Yoga, das ebenfalls seinen Ursprung in Indien hat, sind inzwischen weit verbreitet. Langsam, aber sicher rücken auch die Lehren darüber in den Vordergrund, dass das Chakrasystem der Selbstfürsorge uralte Werkzeuge ganzheitlicher Heilung bietet.

## EXISTIERT DIE CHAKRAENERGIE WIRKLICH?

Es kann sein, dass viele Menschen der Energieheilung skeptisch gegenüberstehen, sie vielleicht sogar für »esoterischen Unsinn« oder Quacksalberei halten. Vielleicht hast auch du deine Zweifel. Doch die Energieheilung ist auch außerhalb der alternativen Medizin inzwischen weit verbreitet und hat sogar Eingang in die moderne Medizin gefunden. Ärzte nutzen beispielsweise verschiedene Formen der Energieheilung wie die Schwingungsenergie von Klängen oder Infrarotlaser, und manche Krankenhäuser bieten das Energieheilverfahren Reiki an. Oft werden diese alternativen Therapien sogar von der Krankenkasse übernommen, wie etwa die Akupunktur, die dadurch heilt, dass an bestimmten Stellen des Körpers feine Nadeln gesetzt werden, damit die Energie richtig fließen kann. Wie du siehst, kommt die Energieheilung mehr und mehr in der Mitte der Gesellschaft an.

Im Bereich der Selbsthilfe wirft man fleißig mit dem Wort »Energie« um sich. Da es Gegenstand vieler motivierender Sprüche und einiger witziger Memes ist, kann der Eindruck entstehen, der Begriff sei etwas vage und bedeutungsschwach. Das stimmt jedoch nicht. Kurz gesagt wird Energie von der Wissenschaft formal sowohl als »Materie« definiert mit dem Potenzial, Veränderungen herbeizuführen, als auch als die Fähigkeit eines physikalischen Systems, »Arbeit« zu leisten. Die Wissenschaft erklärt, dass Energie weder erschaffen noch vernichtet, sondern nur umgewandelt werden kann. Daneben ist ein wissenschaftlicher Grundsatz, dass alles – einschließlich des Sessels, in dem du sitzt, und sogar dein Körper – aus Energie besteht.

Darüber hinaus ist der Körper jedes Menschen von einem Energiefeld umgeben, das sich ständig verändert. Damit unser Körper »Arbeit« leisten kann und bestimmte Aspekte (wie Körperteile oder Lebensbereiche) funktionieren, muss unsere Energie auf eine bestimmte Weise arbeiten. Wenn wir im Zusammenhang mit der Aktivierung unseres Chakrasystems von Energie sprechen, ist damit *Prana* gemeint. Dies ist die Lebenskraft, die durch unseren Körper strömt und dafür sorgt, dass alles funktioniert.

## DIE SIEBEN HAUPTCHAKRAS

Das Chakrasystem ist ein Netz aus Kanälen und Energiewirbeln. Es gibt über hundert verschiedene Chakras – darunter sieben Hauptchakras, die das Fundament unseres Energiekörpers bilden. Das erste befindet sich am unteren Ende der Wirbelsäule, und die Reihe setzt sich bis zum Scheitelpunkt des Kopfes nach oben fort. Jedes dieser sieben Chakras ist mit bestimmten Organen des Körpers sowie verschiedenen emotionalen, psychischen und spirituellen Zuständen verbunden.

Wie du auf dieser Seite sehen kannst, befindet sich das Wurzelchakra am unteren Ende der Wirbelsäule. Ein kleines Stück darüber, ungefähr fünf Zentimeter unterhalb des Bauchnabels, sitzt das Sakralchakra. Im Bauchbereich haben wir das Solarplexuschakra, im Brustbereich das Herzchakra. Wenn wir weitergehen, kommen wir zum Kehlchakra im Hals. Zwischen den Augenbrauen liegt das Dritte Auge oder Stirnchakra, und am höchsten Punkt des Kopfes sitzt schließlich das treffend benannte Kronenchakra.

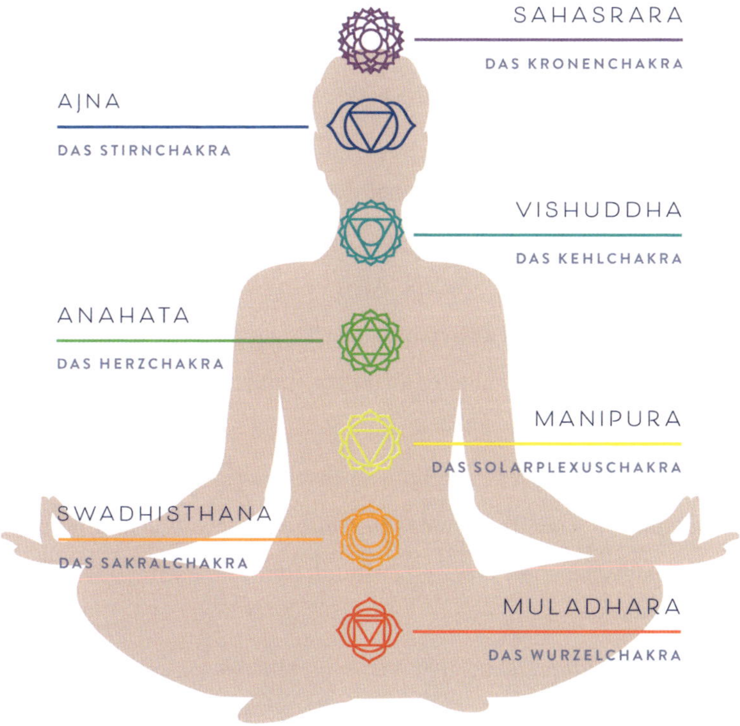
SAHASRARA
DAS KRONENCHAKRA
AJNA
DAS STIRNCHAKRA
VISHUDDHA
DAS KEHLCHAKRA
ANAHATA
DAS HERZCHAKRA
MANIPURA
DAS SOLARPLEXUSCHAKRA
SWADHISTHANA
DAS SAKRALCHAKRA
MULADHARA
DAS WURZELCHAKRA

## WIE FLIESST ENERGIE?

Die meisten unserer körperlichen und geistigen Funktionen werden von unserem Zentralnervensystem gesteuert. Es besteht aus unserem Gehirn und unserem Rückenmark, wobei Letzteres der Signalübertragung zwischen dem Gehirn und dem Rest des Körpers dient. Das Chakrasystem der Selbstfürsorge lehrt, dass die Energie an der Wirbelsäule entlangströmt. Es zeigt außerdem, dass eine enge Verbindung zwischen Körper und Geist besteht und der Geist eine wichtige Rolle für die körperliche Gesundheit spielt.

Die Sanskritbezeichnung für das zentrale *Nadi* – den dominanten Energiefluss, der durch den Körper strömt und durch die Wirbelsäule sowie alle sieben Chakras zum Gehirn fließt – lautet *Sushumna*. Das Wort setzt sich aus *Sukha* (»freudvoll«) und *Manas* (»Geist«) zusammen. Unser Geist aktiviert sowohl den Parasympathikus, der für die Bewahrung des Gleichgewichts und der Harmonie unerlässlich ist, als auch den Sympathikus, der die Aktivierung der Kampf-oder-Flucht-Reaktion steuert. Der Parasympathikus ist eng mit dem Chakrasystem verbunden, denn er beinhaltet die Energiepunkte des Körpers, die den Chakras entsprechen.

Unser Körper ist ein komplexes Betriebssystem, aber er verfolgt ein einfaches Ziel: Er möchte die Homöostase aufrechterhalten – einen ausgeglichenen inneren Zustand, der eine optimale Funktion ermöglicht.

So wie Sympathikus und Parasympathikus zusammenarbeiten, um uns dabei zu helfen, bei Bedarf energetische Höchstleistungen zu erbringen und friedliche energetische Zustände wiederherzustellen, um ein harmonisches Gleichgewicht zu bewahren, tragen auch andere Teile des Körpers zum Erhalt der Homöostase bei.

Als menschliche Wesen, die auf dieser Erde leben, werden wir zwangsläufig energetische Blockaden, Stagnation und Ungleichgewichte erleben. Sie sind unvermeidliche Bestandteile des Lebens. Da alles Energie besitzt, kann auch alles unsere Energie positiv oder negativ beeinflussen. Und da sogar Gefühle und Gedanken Energie sind, hat das, was wir denken und fühlen, enorme Auswirkungen sowohl auf unseren Energiekörper als auch auf unseren physischen Körper.

Negative oder verdrängte Gefühle sowie schädliche Gedanken, Überzeugungen und Erinnerungen beeinträchtigen unseren Energiekörper, indem sie Blockaden oder Stagnation erzeugen. Der Grund dafür kann ein seit langer Zeit bestehendes psychisches Problem sein, das seinen Ursprung in unserer Kindheit hat, eine von unseren Eltern »geerbte« Angst oder ein Trauma, ein bedeutendes Ereignis in unserem Leben, oder manchmal auch nur ein echt fieser Verkehrsstau: Alle Erfahrungen beeinflussen unsere Energie. Das wiederum kann sich auf unsere körperliche Gesundheit auswirken und alle möglichen Krankheiten verursachen. Es besteht kein Zweifel an der wesentlichen Bedeutung der modernen Medizin für unser Wohlbefinden, und doch gelingt es ihr oft nicht, die Grundursache einer Erkrankung zu behandeln.

Wenn wir gesundheitlich wirklich im Gleichgewicht sein wollen, müssen wir energetische und emotionale Giftstoffe beseitigen. Du fragst dich vielleicht, wie man das macht und ob es überhaupt möglich ist. Nun, es ist einfacher und macht mehr Spaß, als du wahrscheinlich denkst! Einfache Übungen und Rituale können den Energiefluss höchst effektiv erhalten. Da wir im Alltag oft energetische Tiefschläge erleben, müssen wir ihnen einfach mit Übungen und Ritualen begegnen, die unsere Energie vorbeugend schützen oder diesen Störungen entgegenwirken, um uns wieder ins energetische Gleichgewicht zu bringen.

## DIE GÖTTLICH-WEIBLICHE ENERGIE

Vielleicht hast du schon einmal gehört, wie vom spirituellen Konzept des *Göttlich-Weiblichen* die Rede war, und vielleicht hältst du den Begriff für eine Art New-Age-Jargon oder glaubst, er würde sich ausschließlich auf weibliche Wesen beziehen. Dabei ist die göttlich-weibliche Energie nichts Neues. Sie existiert seit jeher und wird in verschiedenen Kulturen in allen Bereichen von den religiösen und spirituellen Texten bis hin zu Kunst und Literatur gewürdigt.

Wie der Name schon sagt, steht die göttlich-weibliche Energie für Eigenschaften wie Fürsorglichkeit, Intuition, Einfühlungsvermögen und Kreativität, die traditionell mehr als weiblich gelten. Sie ist eher der rechten Gehirnhälfte zugeordnet (Intuition und Gefühl, oft als weibliche Yin-Energie bezeichnet) als der linken (Logik und Analyse, oft als männliche Yang-Energie bezeichnet). Um beide miteinander zu verbinden und diese Energie nutzen zu können, müssen wir uns sanfteren, fürsorglicheren Aktivitäten zuwenden, die uns helfen, Zugang zu unserer Intuition und unseren Gefühlen zu finden und uns zugleich mit anderen Menschen, dem Planeten Erde und Mutter Natur selbst verbunden zu fühlen.

Die göttlich-weibliche Energie spielt eine wichtige Rolle im Leben aller Menschen, unabhängig von ihrem Geschlecht. Sie ist von entscheidender Bedeutung dafür, dass die ganze Welt richtig funktioniert. Mehr denn je bedarf die Welt heute der Energie der Fürsorge, des Mitgefühls, des Einfühlungsvermögens und der Liebe. So, wie jeder von uns sie in seinem Inneren erwecken kann, können wir sie auch in der gesamten Außenwelt beleben. Wir können unsere Chakras pflegen, um achtsam Kontakt zu unserer angeborenen Essenz aufzunehmen und Zugang zur göttlich-weiblichen Energie zu bekommen. Wie das genau geht, werde ich im Zusammenhang der einzelnen Chakras erklären.

## DIE KUNDALINI WECKEN

Der Sanskritbegriff *Kundalini* beschreibt eine Energie, die seit unserer Geburt eingerollt am unteren Ende unserer Wirbelsäule schläft. Sie ist der Ursprung von *Prana*. Wenn die *Kundalini* erwacht, entfaltet sich die Energie und fließt ungehindert durch die Chakras nach oben, sodass der Zustand eines erweiterten Bewusstseins oder von Glückseligkeit entsteht. Das oberste Ziel der Chakraarbeit ist es, uns mit dieser reinen und mächtigen Energie zu verbinden, mit der wir alle zur Welt kommen, und sie zu befreien, damit sie ungehindert durch uns hindurchströmen und sowohl in unserem Inneren (unserem Bewusstsein) als auch im Äußeren (in unserem Körper und unserem Leben) Glückseligkeit entfalten kann.

Das Erwachen der *Kundalini* ist ein wichtiger Schritt bei der energetischen Heilung und der spirituellen Entwicklung. Gleichwohl kann die Anpassung an die möglicherweise damit einhergehenden körperlichen, emotionalen, spirituellen und energetischen Veränderungen Turbulenzen verursachen. Wir müssen Geduld haben, während wir den Prozess der Chakraheilung durchlaufen, die *Kundalini* wecken und diese neue Energie integrieren.

## ERSTE SCHRITTE

Wenn du dich auf den Weg der Heilung begibst, ist eine geeignete Umgebung für die heilige Arbeit wichtig, für die es eines besonderen Ortes und vielleicht sogar eines Altars bedarf. Denk daran, es geht immer um Energie! Du wirst dich an diesem Ort ins Tagebuchschreiben vertiefen, meditieren und Rituale abhalten – und all dies wird es dir ermöglichen, Verbindung mit deinem höheren Selbst aufzunehmen.

## DEIN HEILIGER ORT DER HEILUNG

Dein heiliger Ort dient dir sowohl als physischer als auch als energetischer Raum und ist auf dem Weg deiner Heilung unerlässlich. Du kannst ihn dir als eine Art spirituelles Büro vorstellen – ein Ort ganz für dich allein, an dem du dich sicher fühlst; der gemütlich, friedvoll und stärkend ist. Um einen solchen Ort zu erschaffen, brauchst du kein eigenes Zimmer. Du brauchst nur einen Platz, an dem du dich wohlfühlst und relativ ungestört bist. Das kann auch eine Ecke in einem Raum oder eine kleine Nische sein. Schau dich zu Hause um und such dir einen Platz, der dir behagt. Vergiss nicht, dass er noch nicht entsprechend eingerichtet sein muss, weil du selbst dafür sorgen kannst! Da es der Energie eines heiligen Ortes stets zuträglich ist, wenn die Natur in irgendeiner Weise einbezogen wird, könnte er am Fenster sein, wo natürliches Licht und frische Luft hereinströmen, oder sogar auf dem Balkon oder der Terrasse, wo du inmitten von Mutter Natur sitzen kannst (sofern das Wetter es zulässt!).

Unabhängig davon, wo du dir deinen heiligen Ort einrichtest, solltest du darauf achten, dass er ausschließlich dieser Arbeit vorbehalten ist. Er sollte sauber, ordentlich und gemütlich sein. Da du dort nicht nur Rituale vollziehen, sondern auch schreiben und meditieren wirst, solltest du bequem sitzen und/oder liegen können. Das kann bedeuten, dass du dich für eine gemütliche Kombination aus einem Tisch und einem Stuhl entscheidest. Vielleicht kannst du es dir auch mit einer Menge Kissen oder einem Sitzsack auf dem Boden behaglich machen. Du kannst bei der Gestaltung kreativ sein – richte dir deinen Ort so ein, wie es für dich passt.

Neben einer Sitz- und Schreibgelegenheit benötigst du folgende Grundausstattung: ein speziell dafür vorgesehenes Tagebuch und einen Stift, Kerzen, einen Kerzenlöscher, ein Räucherbündel aus weißem Salbei, einen Palo-Santo-Stab, Streichhölzer oder ein Feuerzeug für deine Räucherrituale, bestimmte Steine und ätherische Öle (mit denen wir uns ausführlicher beschäftigen werden, während wir die einzelnen Chakras behandeln).

# RÄUCHERRITUAL

Das Verbrennen von weißem Salbei wird im englischsprachigen Raum als »smudging«, deutsch »Räuchern«, bezeichnet. Dabei handelt es sich um ein Ritual, das unseren Ahnen half, einen Raum oder einen Körper von negativen Energien zu reinigen, oder sie beim Gebet oder einer Zeremonie unterstützte. Der Salbei ist ein Strauch mit einer langen Geschichte sowohl in der Medizin als auch in der Küche. Er ist seit vielen tausend Jahren in vielen Kulturen und Ländern auf der ganzen Welt für seine heilenden Eigenschaften bekannt.

Das Räuchern hat sich zu einer beliebten Praxis entwickelt, um unerwünschte Energien zu beseitigen und einen positiven Energiefluss zu fördern. Wenn Salbei verbrennt, werden negativ geladene Ionen freigesetzt. Anders als diese Bezeichnung vermuten lässt, steigern negativ geladene Ionen unser Wohlbefinden, verbessern unsere geistige Verfassung und bringen damit mehr Positivität in unser Leben. Bevor du mit einem der Rituale in diesem Buch beginnst, musst du normalerweise erst einmal räuchern.

Fasse vor dem Räuchern einen Vorsatz, was du damit erreichen willst. Möchtest du einen Raum, dich selbst oder einen Gegenstand von negativer Energie reinigen? Möchtest du das energetische Gleichgewicht verbessern und Ruhe erzeugen? Möchtest du dich entspannen oder dich auf ein weiteres Ritual oder eine Meditation vorbereiten? Mach dir deine Absicht klar, bevor du mit dem Räucherritual beginnst.

1. Schließe alle Fenster und vergewissere dich, dass alle Ventilatoren und Klimaanlagen ausgeschaltet sind.
2. Atme ein paarmal tief ein und aus und formuliere deine Absicht.
3. Zünde ein Salbeibündel oder ein paar Salbeiblätter aus einem Bündel an. Blase vorsichtig in die Glut.
4. Lass den Salbei sanft um deinen Körper, um den Gegenstand oder durch den Raum kreisen, den du reinigen möchtest. Wenn du einen bestimmten Raum reinigen möchtest, dann nimm den Salbei und schwenke ihn in jede Ecke vom Boden bis zur Decke, schreite den Raum vollständig ab und räuchere jeden Winkel. Du kannst eine kleine Tasse oder einen kleinen Teller unter den Salbei halten, um die glühende Asche aufzufangen, falls etwas herunterfällt.
5. Erinnere dich beim Räuchern der entsprechenden Stellen an deine Absicht und visualisiere sie, während du beobachtest, wie der Rauch des Salbeis aufsteigt.
6. Wenn du fertig bist, kannst du ein Fenster öffnen und frische Luft hereinlassen.
7. Du kannst das Räucherritual besiegeln, indem du duftendes Räucherwerk oder eine Kerze anzündest, ein blumiges ätherisches Öl (zum Beispiel Jasminöl) in den Diffuser oder die Duftlampe gibst, Rosenwasser um dich herum oder im Raum versprühst. Dies erfüllt den gereinigten Bereich mit lieblich-leichter Energie.

## EIN HEILIGER ALTAR

Du kannst an deinem heiligen Ort auch einen persönlichen Altar errichten. Altäre finden in vielen verschiedenen Religionen und Traditionen Verwendung, und man findet sie häufig an Orten der Verehrung. Es gibt sie aber nicht nur im religiösen Bereich, sondern sie werden als mächtiges persönliches Werkzeug spiritueller Verbundenheit in den Häusern der Menschen zunehmend beliebter. Falls du einen Altar errichten willst, wird er dir als besonderes Werkzeug der individuellen spirituellen Verbundenheit und auf deinem Heilungsweg dienen.

Einen Altar zu errichten ist äußerst einfach, macht Spaß und ist kreativ. Welchen Gegenstand du dafür verwendest, hängt davon ab, welche Möbel und wie viel Platz du zu Hause zur Verfügung hast. Die Möglichkeiten können von einer Ecke oder einem Beistelltisch bis zu einer Vitrine, einer Ablagefläche, einem Nachtkästchen oder einem Wandregal reichen. Es gibt kein richtig oder falsch. Verwende das, was angesichts des Platzangebots funktioniert und sich gut anfühlt.

Nachdem du weißt, was du als Altar verwenden möchtest, kannst du entscheiden, wie du ihn schmücken willst. Du solltest heilige Gegenstände verwenden, die eine Verbindung zur Natur und den vier Elementen haben wie Kerzen (Feuer), Räucherwerk (Luft), Sand oder Erde (Erde), einen kleinen Topf mit Wasser oder einen Zimmerbrunnen (Wasser). Auch Edelsteine, Pflanzen, Statuetten, Muscheln, Federn und so weiter eignen sich gut. Dies sind nur einige Beispiele. Bei den Gegenständen und spirituellen Hilfsmitteln, die du auf deinen Altar legen kannst, sind dir keine Grenzen gesetzt. Richte ihn so ein, dass er zu dir passt.

Hast du dich für deinen Altar und dein heiliges Werkzeug entschieden, musst du die Gegenstände reinigen. Denn wie wir wissen, hat alles eine Energie, und es könnten Energien vorhanden sein, die du an deinem heiligen Ort nicht haben willst. Du kannst ein Räucherritual mit einem Salbeibündel abhalten und die Gegenstände in der Absicht räuchern, sie von allen niedrigen Schwingungen oder negativen Energien zu reinigen.

## KRISTALLSAMMLUNG

Kristalle sind Steine oder Mineralien, die man in der Erde findet. Sie besitzen natürliche heilende Energien. Es gibt viele verschiedene Arten von Heilsteinen mit unterschiedlichen Eigenschaften – je nachdem, in was für einer Gesteinsformation sie entstanden sind.

Für die Arbeit mit diesem Buch wirst du dir ein paar Heilsteine anschaffen müssen. Ideal wäre es, wenn du für jedes Chakra einen Stein hättest. (In den folgenden Kapiteln werde ich mehrere Steine für jedes Chakra empfehlen, aber du kommst auch mit einem Stein pro Chakra zurecht.) Am besten eignen sich Trommelsteine. Da du die Steine oft bei der Massage oder der Meditation verwenden wirst, sollten sie lieber keine scharfen Kanten haben! Ich möchte dir auch dringend ans Herz legen, ein paar Kristallstäbe zum Beispiel aus Selenit und Quarz zu erwerben, die du für mehrere Chakras und den allgemeinen Energieausgleich, für Rituale und die Meditation verwenden kannst.

Man kann beim Steinkauf nichts falsch machen, aber du solltest Steine kaufen, zu denen du eine gewisse Verbundenheit spürst. Denke nicht zu lange nach. Vielleicht findest du einfach Gefallen an der Farbe oder Form eines bestimmten Steins. Es macht Spaß, selbst in einschlägige Geschäfte zu gehen und die Steine in die Hand zu nehmen, um ein Gefühl dafür zu bekommen. Doch es kann ebenso vergnüglich sein, die perfekten Steine im Internet zu bestellen. Ich habe einige meiner Lieblingssteine im Internet gekauft! Unabhängig davon, wo du sie kaufst, solltest du sie unbedingt mit einem Räucherritual energetisch reinigen, bevor du anfängst, damit zu arbeiten.

## GESUNDE ERWARTUNGEN

Wie Schneeflocken sind auch wir Menschen von einzigartiger Komplexität, und jeder von uns befindet sich energetisch gerade an einem anderen Punkt. Wenn du dich auf die Reise durch deine Chakras begibst, solltest du nicht vergessen, dass es ein Weg der Heilung, des Ausgleichs und der Selbstfürsorge ist und deshalb keinem anderen Weg gleicht. Geh während dieses Prozesses liebevoll und freundlich mit dir um und versuche, ihn nicht als erfolglos abzustempeln, nur weil du nicht gleich irgendwelche Fortschritte siehst. Vergiss nicht, dass du die Energien vieler Jahre abträgst und neu konfigurierst. Es gibt keine festen zeitlichen Vorgaben für das Erreichen eines Meilensteins. Dein Weg zu optimalem energetischem Wohlbefinden dauert so lange wie eben nötig.

Während wir auf dem Weg unserer Heilung voranschreiten, brauchen wir unter Umständen etwas Unterstützung bei der Beseitigung energetischer Blockaden und Ungleichgewichte. Ganz gleich, ob es sich dabei um manuelle Heilbehandlungen durch Reiki- oder Energieheilende oder um Sitzungen handelt, bei denen wir emotionale

Angelegenheiten mit Therapeuten, spirituellen Lehrern oder Mentoren besprechen, ist eine helfende Hand (oder ein offenes Ohr!) manchmal genau das, was uns auf unserem Weg voranbringt. Ich sage dies aus eigener Erfahrung, da ich im Laufe der Jahre bei vielen Energieheilenden war und unzählige Sitzungen absolviert habe. Dies hat mich nicht nur auf meinem persönlichen Heilungsweg vorangebracht, sondern mich auch dazu inspiriert, selbst eine Ausbildung zur Heilerin zu machen. Die Menschen, die mich heilten, wurden zu meinen Lehrern und ermöglichten es mir, andere Menschen zu heilen und mit der Zeit sogar ebenfalls Heilerinnen und Heiler auszubilden! Daher kenne ich die vielen Heilmethoden, Heilenden und Lehrer, die dich auf deinem Weg zu energetischem Ausgleich unterstützen und leiten können, aus eigener Erfahrung. Sei offen dafür, dir auf deinem Heilungsweg Hilfe zu holen, und lass dir Zeit, einen erfahrenen und seriös arbeitenden Menschen zu finden, mit dem du harmonierst.

## VOM UMGANG MIT ÄTHERISCHEN ÖLEN

Ätherische Öle werden unter anderem in der Aromatherapie eingesetzt – einer alternativen Behandlungsmethode, die mit Pflanzenextrakten und Düften arbeitet, um bei bestimmten Leiden zu helfen und das Wohlbefinden zu verbessern. Die Öle können direkt eingeatmet, in einen Diffuser gegeben oder (je nach Öl verdünnt oder unverdünnt) auf die Haut getupft werden. Du kannst auch deine ganz persönliche Mischung herstellen, wie ich es bei der Arbeit mit ätherischen Ölen besonders gern tue.

Ich werde im Laufe dieses Buches ätherische Öle für die einzelnen Chakras empfehlen, ihre Eigenschaften erklären und erläutern, warum sie gerade dieses Energiezentrum unterstützen. Du bekommst auch für jedes Chakra ein Rezept für eine Mischung, die du ausprobieren kannst. Wie bei den Steinen gilt, dass du nicht mehrere ätherische Öle für ein Chakra kaufen musst. Fange einfach mit einem Öl pro Chakra an.

Während du dich mit den verschiedenen ätherischen Ölen vertraut machst, die ich für die Chakras empfehle, solltest du darauf achten, ob dich eines davon besonders anspricht. Du wirst auch merken, dass einige Öle zu mehreren Chakras passen. Vielleicht kennst du das eine oder andere bereits und magst seinen Duft. Dies ist ein sicheres Zeichen dafür, dass es dir guttut! Such dir nach Möglichkeit einen Laden vor Ort, wo du ätherische Öle bekommst, und schnuppere daran, um herauszufinden, was du magst oder was sich gut anfühlt. Immer der Nase nach!

# CHAKRA-CHECK

Wenn wir anfangen, energetische Ungleichgewichte zu identifizieren und zu heilen, müssen wir zunächst prüfen, wie gut unsere Energiezentren funktionieren. Du solltest wissen, dass dieser meditative Chakra-Check dir helfen soll, Kontakt zu deinem Energiekörper herzustellen und umfassend zu prüfen, wie er funktioniert. Maßgeschneiderte Meditationen werden dich bei der eingehenden Beschäftigung mit den einzelnen Chakras dabei unterstützen, dich mit dem jeweiligen Chakra zu verbinden, es ins Gleichgewicht zu bringen und zu heilen. Du solltest diesen anfänglichen Chakra-Check deshalb als den Beginn der Kontaktaufnahme und der bewussten Arbeit mit deinem Energiekörper betrachten.

1. Nimm dir etwas Zeit für ein paar ruhige Minuten an deinem heiligen Ort. Räuchere ihn, um die Energie zu reinigen (siehe Räucherritual auf Seite 20).
2. Finde eine Position im Sitzen oder Liegen, die du für die Dauer dieser (ungefähr 15-minütigen) Meditation bequem beibehalten kannst. Schließe die Augen und atme ein paarmal tief durch die Nase ein und aus, um dich zu sammeln und deinen Herzschlag zu beruhigen.
3. Fasse deinen Vorsatz: Du wirst nun zum ersten Mal Kontakt zu deinem Energiekörper aufnehmen. Bitte um höhere Führung – ob von Gott, Engeln, Ahninnen und Ahnen, geliebten Menschen, die nicht mehr am Leben sind, dem Universum oder deiner eigenen Intuition.

4. Beginne damit, deinen Körper im Bereich der einzelnen Chakras zu »scannen«. Starte bei den Fußsohlen, geh weiter zum unteren Rücken, zum Unterbauch (etwa fünf Zentimeter unterhalb des Bauchnabels), zur Bauchmitte im Bereich des Bauchnabels, wandere weiter zu deiner Brust, deiner Kehle und der Stelle zwischen deinen Augenbrauen, um am höchsten Punkt deines Kopfes zu enden. Denke bei jedem Chakra über den jeweiligen Teil deines Körpers nach. Versuch nach Möglichkeit, diesen Vorgang nicht allzu sehr zu analysieren, sondern lieber einfach zu beobachten, was du wahrnehmen, sehen oder spüren kannst, während du durch die Chakras wanderst. Frage dich:
   - Wie fühlt es sich an?
   - Was kann ich sehen? Vielleicht taucht eine Farbe, eine Form oder ein Bild auf. Vielleicht stellen sich auch eine Erinnerung, eine Empfindung oder ein Gefühl ein.
5. Bedanke dich nach diesem Prozess bei deinem Energiekörper für diesen Kontakt und öffne vorsichtig die Augen. Notiere alle Beobachtungen, an die du dich erinnern kannst. Mach dir keine Gedanken, wenn sie keinen Sinn ergeben; mach dir einfach eine Notiz.
6. Zünde eine Kerze an, trink Kräutertee und nimm dir etwas Zeit, um deine Meditation noch einmal Revue

passieren zu lassen und alle deine Erkenntnisse dazu aufzuschreiben. Versuche nicht, deine Gefühle zu analysieren, sondern bring deine Gedanken ungefiltert zu Papier. Hier sind ein paar Anregungen, die du berücksichtigen kannst:

- Welchen allgemeinen Eindruck hast du vom Zustand deines Energiekörpers?
- Fühlt er sich leicht und fließend oder schwer und eng an?
- Wie fühlen sich die einzelnen Bereiche/Chakras an?
- Hast du das Gefühl, dass manche Chakras irgendwie aus dem Gleichgewicht geraten oder blockiert sind?
- Spürst du körperliche Spannungen?

Diese Übung sollte dir Einsicht in deinen Energiekörper vermitteln: Wie funktionieren gerade die einzelnen Chakras? Welche Chakras benötigen möglicherweise etwas mehr Hilfe? Im Anschluss werden wir uns eingehend mit den einzelnen Chakras sowie den Bereichen beschäftigen, für die sie zuständig sind, den Symptomen eines Ungleichgewichts und damit, wie man sie öffnen, ins Gleichgewicht bringen und heilen kann, sodass ihre Energie optimal fließt. Du kannst auch zu den Kapiteln über die Chakras vorblättern, die dich besonders interessieren, und dich unmittelbar auf diese Bereiche konzentrieren.

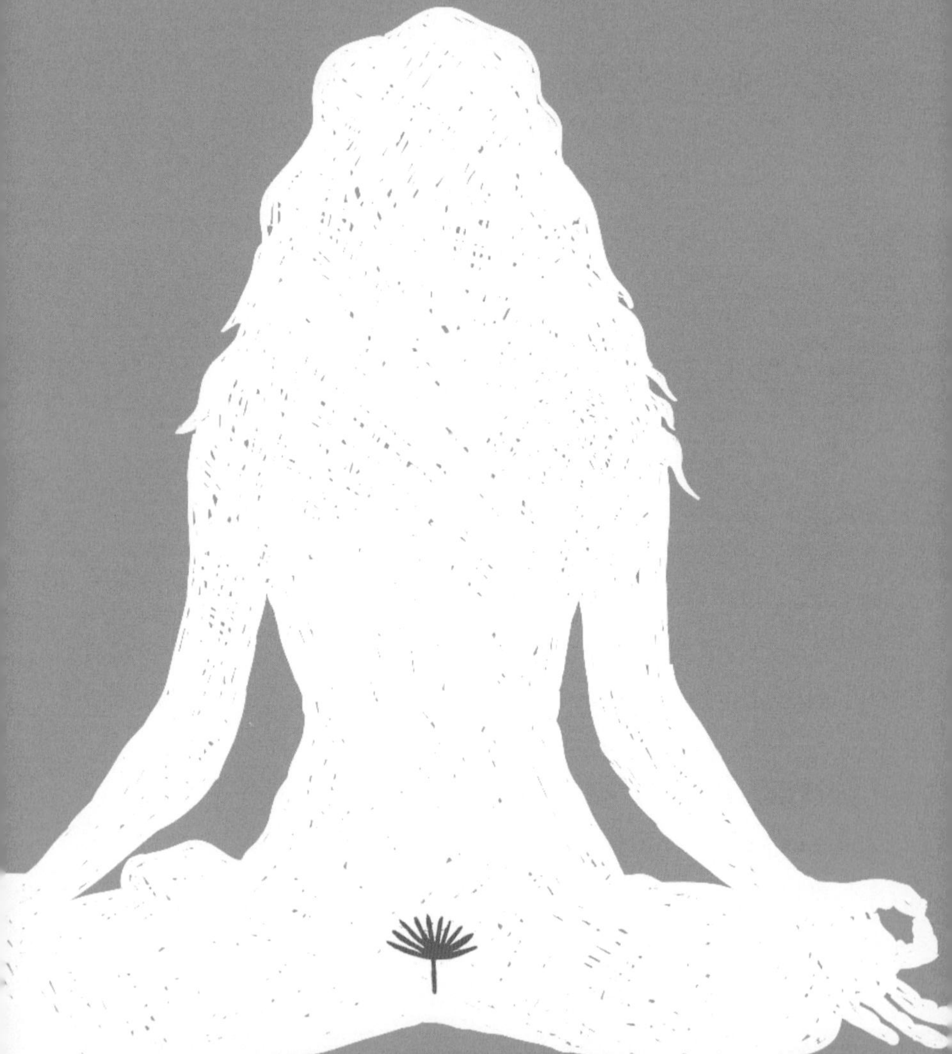

ZWEI

# DAS WURZELCHAKRA

WENN DIE WURZELN TIEF SIND, BRAUCHT MAN DEN WIND NICHT ZU FÜRCHTEN.

*Unbekannt*

Das Wurzelchakra ist das erste Chakra und damit das Fundament aller anderen Chakras. Es sitzt am unteren Ende der Wirbelsäule gleich unterhalb des Steißbeins und ist auch das erste der sogenannten unteren Chakras, bestehend aus Wurzel-, Sakral- und Solarplexuschakra.

Auf Sanskrit heißt es *Muladhara*, was »Wurzel« (*Mula*) und »Basis« (*Adhara*) bedeutet. Dank dieser Übersetzung kennt man das unterste Chakra inzwischen eher unter den Bezeichnungen »Wurzel-« oder »Basischakra«.

Das Wurzelchakra ist für die Grundlagen und die Kernthemen des Lebens zuständig – unter anderem für unsere Grundbedürfnisse, ein Gefühl von Sicherheit, unser Privat- und Familienleben und dafür, wie wohl wir uns in unserem Körper und auf Erden fühlen. Diese Lebensbereiche bilden unsere Wurzeln. Sie tragen dazu bei, dass wir gut geerdet sind und nicht einfach nur überleben, sondern aufblühen. Die Energie unseres Wurzelchakras bestimmt, wie gut es uns gelingt, fest in uns selbst und in der Welt verwurzelt zu sein.

Wenn das Wurzelchakra optimal funktioniert, wenn es gesund und ausgeglichen ist, empfinden wir ein Gefühl innerer Sicherheit. Es manifestiert sich als klares Denken und gute Konzentration, sodass wir uns Ziele stecken, Prioritäten setzen und Aufgaben erledigen können, um diese Ziele auch zu erreichen. Ein gesundes, ausgeglichenes Wurzelchakra begünstigt eine ruhige, gleichmäßige und anmutige Energie, die wir nutzen können, um in Übergangsphasen geerdet und trotzdem flexibel zu bleiben und in schwierigeren Zeiten einfallsreich und mutig zu sein. Ein gesundes und ausgeglichenes Wurzelchakra trägt somit dazu bei, alle Lebensbereiche mit Energie zu versorgen – einschließlich der Dinge, die wir manifestieren, und der Art und Weise, wie wir die Höhen und Tiefen auf unserem Weg meistern.

## UNGLEICHGEWICHT IM WURZELCHAKRA

Sind die Energien des Wurzelchakras irgendwie aus dem Gleichgewicht geraten oder blockiert, wirkt sich das sowohl emotional als auch körperlich und dadurch wiederum auf alle Bereiche unseres Lebens aus. Es ist wichtig zu verstehen, dass ein aus dem Gleichgewicht geratenes Chakra entweder übermäßig aktiv oder nicht aktiv genug sein kann. Ein träges Wurzelchakra ist immer irgendwie geschlossen. Das kann zur Folge haben, dass wir unruhig, teilnahmslos, ängstlich, panisch, frustriert, wütend oder gekränkt sind und uns sowohl von uns selbst als auch von der Welt abgeschnitten fühlen. Infolgedessen können wir ein schwaches Selbstwertgefühl haben, pessimistisch, verunsichert und unsicher sein

# ENTSPRECHUNGEN

### FARBE

Rot

### ELEMENT

Erde

### SYMBOL

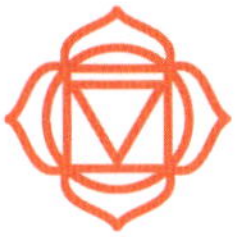

### FORM

Würfel

### PLANETEN

Erde

Saturn

### TIERKREISZEICHEN

Steinbock

### STEINE

Rotes Tigerauge

Granat

Heliotrop (Blutjaspis)

Hämatit

Rauchquarz

### GÖTTINNEN-ARCHETYP

Die göttliche Mutter

### TIER

Elefant

### ÄTHERISCHE ÖLE

Vetiver

Lavendel

Sandelholz

Patschuli

Weihrauch

und den Eindruck haben, nicht dazuzugehören. Dies macht sich oft dadurch bemerkbar, dass wir überfordert und konfus sind; dass es uns schwerfällt, uns auf die einfachsten Aufgaben zu konzentrieren; und dass wir nicht in der physischen Realität geerdet sind.

Bei einem übermäßig aktiven Wurzelchakra ist es beinah, als würde die Energie Überstunden machen. In diesem Fall werden wir möglicherweise schon bei der geringsten Provokation ärgerlich oder gar wütend und aggressiv. Womöglich ertappen wir uns dabei, dass wir etwas zu sehr an der physischen und materiellen Welt hängen und dazu neigen, Geld anzuhäufen oder es mit Essen, Sex und so weiter zu übertreiben. Es kann sein, dass wir zu stark und zu starr in unserer Position verwurzelt sind. Man könnte auch sagen, wir sträuben uns gegen Veränderungen und sind besessen von dem Wunsch, uns jederzeit sicher fühlen zu wollen.

Beim Wurzelchakra geht es im wörtlichen Sinne um unsere Wurzeln. Deshalb können ungelöste Situationen in unserer Kindheit, in denen wir uns nicht sicher gefühlt haben oder unsicher waren, einen negativen Einfluss haben und ein Ungleichgewicht erzeugen. Während sich die Räder des Lebens weiterdrehen, können auch Ereignisse, die unser grundlegendes Sicherheitsgefühl bedrohen, leicht das Wurzelchakra blockieren oder aus dem Gleichgewicht bringen. Sie stören seinen Energiefluss – unabhängig davon, ob es sich dabei um tatsächliche Ereignisse oder vermeintliche Bedrohungen handelt. Ein Beispiel dafür wäre, dass Unsicherheiten im Hinblick auf die Beziehung oder den Arbeitsplatz Angst auslösen und damit den gesunden und ausgeglichenen Fluss des Wurzelchakras stören.

Das Wurzelchakra ist für die Nieren, Nebennieren, Blase, unteren Extremitäten und die Wirbelsäule zuständig. Bei einem Ungleichgewicht können sich unter anderem die folgenden körperlichen Symptome einstellen:

- Verstopfung
- Gewichtsprobleme
- Verdauungsprobleme
- Essstörungen (Über- oder Unterernährung)
- Erschöpfung/Lethargie
- Rückenschmerzen
- vermehrte Ängste (einschließlich Panikattacken oder ähnlicher Symptome)
- das Gefühl, nicht sicher zu sein
- Negativität und/oder Pessimismus
- Konzentrationsschwierigkeiten
- schwaches Selbstwertgefühl
- Schwerfälligkeit

## WENN SICH DAS WURZELCHAKRA ÖFFNET

Wenn sich das Wurzelchakra öffnet, ins Gleichgewicht findet und die bislang blockierte Energie wieder zu fließen beginnt, spüren wir möglicherweise ein Gefühl von Wärme und ein Kribbeln im unteren Rücken. Wir können fühlen, wie unser ganzer Körper vibriert, weil das Wurzelchakra all unsere physischen Aspekte mit Energie versorgt. Vielleicht verändert sich unser Appetit, oder wir bekommen Heißhunger auf bestimmte Nahrungsmittel, um uns stärker in unserem Körper und auf diesem Planeten geerdet zu fühlen. Ein offenes Wurzelchakra macht sich oft dadurch bemerkbar, dass wir unsere Füße deutlicher wahrnehmen und uns schwerer fühlen. Beides kommt daher, dass wir stärker in unserem Körper und in der Erde verwurzelt sind.

Gelegentlich kann es beim Ausgleich und der Öffnung dieses Chakras vorkommen, dass sich alte Beschwerden aus unausgeglicheneren Zeiten zurückmelden. Die körperlichen Symptome können von Schmerzen über Verdauungsbeschwerden und Erschöpfung bis hin zu Schlafstörungen reichen. Auch die mit einem blockierten Wurzelchakra einhergehenden emotionalen Probleme können vorübergehend wieder zum Vorschein kommen und/oder sich verschärfen. Dies kann beängstigend sein – vielleicht hast du den Eindruck, einen Schritt vor und zwei zurück zu machen. Doch es gehört zum Heilungsprozess, mit dem du dieses grundlegende Chakra wieder ins Gleichgewicht bringst. Keine Sorge, diese Empfindungen sind nur vorübergehend.

## GÖTTINNEN-ARCHETYP: DIE GÖTTLICHE MUTTER

Zum Wurzelchakra gehört der Archetyp der göttlichen Mutter. Er überschreitet wie die göttlich-weibliche Energie die Geschlechtergrenzen, denn er verkörpert eine nährende Energie, die jeder Mensch besitzen kann. Die göttliche Mutter nährt uns und sorgt für uns. Sie ist mitfühlend und liebevoll, ermutigend und optimistisch und eine positive Kraft in unserem Leben. Ihre Energie soll uns körperlich und emotional stärken.

Zu den historischen Bezeichnungen und Darstellungen der göttlichen Mutter gehören unter anderem die Jungfrau Maria, Venus und

Guanyin. Die ältesten und mächtigsten Muttergöttinnen sind Mutter Natur und Mutter Erde selbst, die oft als Gaia bezeichnet wird – unser aller Mutter, die uns unmittelbar am Leben erhält. Der Name der göttlichen Mutter verändert sich im Laufe der Menschheitsentwicklung, aber ihre grundlegende Rolle als diejenige, die alles Leben hervorbringt und schützt, bleibt immer gleich.

Wenn wir die Eigenschaften der göttlichen Mutter auf die Funktion des Wurzelchakras übertragen, werden wir an seine mütterliche, nährende Rolle erinnert. Das Wurzelchakra sorgt dafür, dass wir uns sicher fühlen, und es bildet ein starkes Fundament für eine gute Entwicklung.

Wenn du zur göttlichen Mutter für dich selbst wirst, übernimmst du Verantwortung für deine Situation und kannst die Wechselfälle des Lebens bewältigen. Indem du dich gesund ernährst, ausreichend schläfst und dich selbst um deine elementaren Bedürfnisse kümmerst, kannst du die Entwicklung des inneren Archetyps der göttlichen Mutter begünstigen. Um dir selbst eine Mutter zu sein und für dich zu sorgen, musst du wissen, was du brauchst, und dich dann nach Kräften bemühen, es auch zu bekommen. Je mehr wir uns die Eigenschaften der göttlichen Mutter zu eigen machen, desto gesünder und stabiler werden wir.

Die göttliche Mutter ist einer der Archetypen, mit denen ich auf dem Weg der Heilung und des Ausgleichs am liebsten gearbeitet habe. Sie ist auch der Archetyp, mit dem ich am stärksten im Einklang bin.

## STEINE FÜR DAS WURZELCHAKRA

Die dem Wurzelchakra zugeordneten Steine haben meist eine eher dunkle Farbe, beschwören die Energien der Erde und helfen uns, uns zu erden. Jeder von ihnen verfügt über einzigartige Eigenschaften, um das Wurzelchakra zu heilen und ins Gleichgewicht zu bringen.

### ROTES TIGERAUGE

Nutze das rote Tigerauge, um die mögliche Trägheit infolge eines aus dem Gleichgewicht geratenen Wurzelchakras zu überwinden. Dieser Stein hilft, ein Gefühl von *joie de vivre* oder »Lebensfreude« zu wecken. Er kann die Energien des Wurzelchakras reinigen und verstärken und auf diese Weise wiederum alle anderen Chakras unterstützen. Ich halte beim Meditieren gern ein paar kleine Trommelsteine aus rotem Tigerauge in der Hand. In Phasen, in denen ich das Gefühl habe, dass mein Wurzelchakra unausgeglichen ist, achte ich darauf, immer ein paar davon um mich zu haben.

### GRANAT

Der rote oder erdig-braune Granat ist ein stark erdender und dennoch energetisierender Stein. Er kann in schwierigen Situationen zum Einsatz kommen, da er uns hilft, mutig und hoffnungsvoll zu sein, und dadurch unsere natürlichen Überlebensinstinkte stärkt. Ein unbearbeiteter Granat ist schön und besitzt große Kraft. Es ist hilfreich, ihn auf deinem Altar und beim Meditieren in deiner Nähe zu haben.

## HELIOTROP (BLUTJASPIS)

Im alten Babylon galt der Heliotrop als magisch. Er ist ein stark heilender und revitalisierender Stein mit erdender und schützender Energie. Einige Symptome eines überaktiven Wurzelchakras wie Reizbarkeit, Ungeduld und Wut, können mit seiner Hilfe gelindert werden. Ein großer Trommelstein ist bei der Meditation und bei Ritualen äußerst nützlich. Du kannst ihn in deinen Händen halten, auf dein Wurzelchakra legen oder mit seiner Hilfe ätherische Öle in dieses Energiezentrum einmassieren.

## HÄMATIT

Dieser beinah vollständig schwarze Stein unterstützt die Harmonisierung von Körper, Geist und Seele, indem er Energieüberschüsse beseitigt, deine Gefühle von den Gefühlen anderer Menschen trennt, dich dadurch in der eigenen Wirklichkeit erdet und deine reine Energie verstärkt. Er beseitigt Negativität, stellt das Gleichgewicht wieder her und beschützt dich. Ich arbeite nach Heilsitzungen gern mit Hämatitstäben. Es gibt Rituale, bei denen ich mit einem Hämatitstab in jeder Hand dusche, bade oder meditiere (auf diese Weise werde ich garantiert alle Energien los, die nicht zu mir gehören). Empathen kann ich Hämatit nur wärmstens empfehlen.

## RAUCHQUARZ

Der Rauchquarz ist einer der besten erdenden und reinigenden Steine. Er dient als Schutzstein und lindert Stress, indem er dich mit der Erde verbindet. Negative Energie kann er in beträchtlicher Menge aufnehmen und zur natürlichen Neutralisierung in die Erde ableiten. Auf diese Weise bildet er einen kraftvollen Schutzschild gegen geistige, emotionale und umweltbedingte Stressoren. Ein Rauchquarzstab ist ein Muss für deine Heilsteinsammlung: Du kannst ihn zum Heilen, zum Meditieren, für Rituale und dazu verwenden, die Energien deiner anderen Steine zu verstärken.

## ÄTHERISCHE ÖLE FÜR DAS WURZELCHAKRA

Die für das Wurzelchakra empfohlenen Öle besitzen erdige und beruhigende Eigenschaften, die Seelenfrieden und Gleichgewicht fördern. Sie helfen dir, dich neu zu erden.

### WEIHRAUCH

Seit vielen Tausend Jahren gilt Weihrauchöl als heilig und dient spirituellen Zwecken. Da es sich dabei um das Harz eines Baumes handelt, verbindet es uns mit der materiellen Welt. Dieses ausgesprochen beruhigende und erdende Öl kann Linderung bringen, wenn du unruhig bist und deine Gedanken sich überschlagen. Wenn du dieses Öl in den Diffuser oder die Duftlampe gibst, kann dies die Energie im Raum oder in dir selbst unmittelbar verändern und in ruhigere Bahnen lenken. Ich empfehle es dir für deine Sammlung von ätherischen Ölen.

### SANDELHOLZ

Das Sandelholzöl wird aus dem Sandelholzbaum gewonnen, und sein Duft kann Reizbarkeit und Angst lindern. Damit eignet es sich wunderbar zur Beruhigung bei emotionalem Stress und begünstigt ein

Gefühl inneren Friedens. Es wird oft in den Diffuser gegeben und in Meditations- oder Yogastunden zur energetischen Unterstützung der Teilnehmenden eingesetzt. Wenn man vor dem Schlafengehen mit ein paar Atemzügen den Duft des Sandelholzöls direkt inhaliert, kann dies eine erholsame Nachtruhe unterstützen.

## VETIVER

Vetiveröl wirkt dank seiner beruhigenden und erdenden Eigenschaften sehr wohltuend auf das Nervensystem. Reibe vor dem Meditieren oder dem Zubettgehen deine Fußsohlen oder den Bereich deiner Lendenwirbelsäule damit ein.

## LAVENDEL

Lavendel ist eines der beliebtesten und bekanntesten Öle für Entspannung und Stressabbau. Du kannst es in den Diffuser geben, um sofort eine friedvolle Umgebung zu schaffen. Genauso gut kannst du es aber auch mit anderen Ölen kombinieren, um dir und deinem Umfeld noch mehr Ruhe zu schenken.

## PATSCHULI

Der Ursprung dieses heilenden Öls ist die Patschulipflanze. Es wirkt effektiv gegen Verstopfung – ein Symptom eines trägen Wurzelchakras. Reibe gleich morgens dein unterstes Chakra und deinen Bauch damit ein, um deinen Verdauungsapparat zu unterstützen.

## ÖLMISCHUNG »SEELENFRIEDEN«

Diese Mischung für das Wurzelchakra sorgt für Erdung und Entspannung, sie erzeugt einen Zustand des inneren Friedens und des Selbstvertrauens. Du kannst diese Alltagsmischung bei Ritualen oder in der Meditation, als Massageöl oder stabilisierenden Duft einsetzen, indem du Handgelenke oder Schläfen sanft damit einreibst.

### ZUTATEN

2 Esslöffel Jojobaöl (oder ein anderes Trägeröl deiner Wahl)
3 Tropfen Sandelholzöl
3 Tropfen Vetiveröl
2 Tropfen Weihrauchöl
1 Tropfen Patschuliöl

### ZUBEHÖR

1 dunkle Glasflasche mit 60 Millilitern Fassungsvermögen, 1 Pipette

### ERGIBT

45 Milliliter

1. Gib das Jojobaöl in die dunkle Glasflasche.
2. Füge mit der Pipette die ätherischen Öle hinzu. Verschließe die Flasche und schwenke sie sanft.
3. Massiere bei Bedarf deinen unteren Rücken, deine Fußsohlen, deine Schläfen oder Handgelenke mit der Mischung (nur zur äußerlichen Anwendung).

# VISUALISIERUNG DES WURZELCHAKRAS

Räuchere mit einem Bündel weißem Salbei oder einem Palo-Santo-Stab, um die Energie zu reinigen, bevor du mit der Meditation beginnst. Gib danach etwas Sandelholzöl in den Diffuser oder zünde Sandelholz-Räucherwerk an, entzünde eine Kerze und schalte alle Lichter aus, um für eine stimmungsvolle Atmosphäre zu sorgen.

1. Leg dich hin und schließe die Augen.
2. Atme tief durch die Nase ein und seufzend durch den Mund wieder aus. Erlaube deinen Muskeln und deinem Körper, sich zu entspannen. Wiederhole diesen Vorgang so oft, bis du entspannt und meditationsbereit bist.
3. Atme weiter tief durch und stell dir dabei vor, durch das untere Ende deiner Wirbelsäule ein- und auszuatmen.
4. Wiederhole mit geschlossenen Augen (im Stillen oder laut): »Ich schätze und achte mein Wurzelchakra und sehe es deshalb klar.«
5. Stell dir einen roten Würfel am unteren Ende deiner Wirbelsäule vor. Sieh dir seine Farbe und seine Größe an. Betrachte seine Ecken und Kanten sowie andere Details, zum Beispiel, ob er sich dreht oder nicht. Nimm zur Kenntnis, wie er sich anfühlt und ob

du irgendwelche Einsichten über Ungleichgewichte oder Blockaden oder das empfängst, was du möglicherweise tun musst, um das Wurzelchakra energetisch ins Gleichgewicht zu bringen.

6. Nimm dir, nachdem du den Würfel betrachtet und genügend Einsicht in die Funktionsweise deines Wurzelchakras gewonnen hast, einen Augenblick Zeit, um dieses energetische Zentrum deines Körpers zu würdigen und dich zu bedanken. Öffne vorsichtig die Augen.

## AKTIVIERUNG DES WURZELCHAKRAS

Räuchere deinen heiligen Ort, um ihn zu reinigen. Reinige auch dich selbst, indem du deinen Körper einmal rundherum vom höchsten Punkt deines Kopfes bis zu den Sohlen deiner Füße räucherst. Beginne erst danach mit dieser Aktivierungsübung. Entzünde ein erdendes Räucherstäbchen zum Beispiel mit Weihrauch oder Sandelholz oder gib ein ätherisches Öl in den Diffuser, das zum Wurzelchakra passt. Du solltest diese Übung barfuß machen, kannst aber auch wärmende Socken tragen, sofern es nötig ist.

1. Beginne im aufrechten Stand. Falls nötig, kannst du dich auch auf einen Stuhl setzen. Richte dich auf und

stell dir vor, am höchsten Punkt deines Kopfes wäre ein unsichtbares Band befestigt, das dich nach oben zieht. Lass dir von diesem Band dabei helfen, deinen Kopf zu heben und nacheinander Wirbelsäule und Hals aufzurichten, während deine Schultern entspannt bleiben und nicht nach oben wandern.

2. Richte deine Aufmerksamkeit auf deine Füße. Stell sie fest auf den Boden und stell dir vor, dass Baumwurzeln aus deinen Fußsohlen in die Erde wachsen.
3. Konzentriere dich nun auf deinen unteren Rücken und visualisiere den roten Würfel, der für dein Wurzelchakra steht und den du bei der Visualisierungsmeditation kennengelernt hast. Lass ihn allmählich größer werden. Stell dir vor, wie er größer und heller und lebendiger wird. Male dir aus, wie er langsam beginnt, sich im Uhrzeigersinn zu drehen und allmählich immer schneller wird, bis er sich frei und ungehindert dreht. Visualisiere die Energie, die von diesem roten Würfel und deinem Wurzelchakra ausgehend durch deinen Körper fließt. Du kannst sie dir als rotbraunes Licht vorstellen, das deinen ganzen physischen Körper durchdringt.
4. Spüre, wie diese Energie deinen Körper erfüllt, und empfinde tiefe Dankbarkeit dafür, dass dieses Energiezentrum richtig funktioniert. Öffne vorsichtig die Augen, wenn du fertig bist.

# TAGEBUCH-ÜBUNG ZUM WURZELCHAKRA

Koch dir eine Tasse Tee, am besten eine koffeinfreie, erdige Sorte wie Rooibos oder Löwenzahn. Gib ätherische Öle für das Wurzelchakra in den Diffuser. Nimm dein Tagebuch und einen glatten Stab aus Hämatit oder Rauchquarz (oder gleich beide), halte ihn in einer Hand oder leg ihn neben dich.

Du kannst dir deine Notizen an deinem heiligen Ort machen oder dir ein Plätzchen im Freien suchen. Da es sich um eine Übung für das Wurzelchakra handelt, kann die Natur eine starke Wirkung haben.

Überlege, was du bei der Visualisierung und Aktivierung des Wurzelchakras erlebt hast. Erinnere dich daran, welche Szenarien und Eigenschaften mit einem unausgeglichenen oder blockierten Wurzelchakra einhergehen, wie wir weiter oben gesehen haben. Notiere alle Erkenntnisse, die dir dabei helfen zu verstehen, was du tun musst, damit dieses Chakra im Gleichgewicht ist und sich ungehindert drehen kann. Du kannst dir zum Beispiel die folgenden Fragen stellen:

- Ärgerst du dich leicht oder regst du dich schnell auf?
- Wie fest ist das Fundament deines Lebens?
- Wie sicher fühlst du dich im Hinblick auf dein Privatleben, dein Berufsleben und deine Finanzen?
- Wie leicht bewältigst du plötzliche Veränderungen?
- Meidest du Veränderungen, selbst wenn sie positiv sein könnten, weil du sie fürchtest?

- Glaubst du zu verdienen, was du dir im Leben wünschst?
- Verfolgst du deine Ziele mit Beharrlichkeit?
- Hast du das Gefühl, Unterstützung bei der Verwirklichung deiner Ziele zu bekommen? Wer unterstützt dich dabei? Ein Geist, Gott, eine göttliche Kraft oder das Universum?

## AFFIRMATIONEN FÜR DAS WURZELCHAKRA

Das Wiederholen von Affirmationen oder Mantras wird dir helfen, Verbindung zu den Eigenschaften eines offenen und gesunden Wurzelchakras aufzunehmen, das im Fluss ist. Sie werden dich dabei unterstützen, deine innere Stärke zu finden und daran zu glauben, dass du dem Auf und Ab des Lebens gewachsen bist. Übe an einem Ort, der dir heilig ist, und sprich die Affirmationen zu dir selbst oder deinem Spiegelbild. Übe täglich, am besten morgens und abends, während du dein Wurzelchakra öffnest und ins Gleichgewicht bringst. In Übergangsphasen oder schwierigeren Zeiten kannst du mehrmals am Tag Affirmationen nutzen. Du kannst die Mantras auch im Stillen wiederholen, falls es dir unangenehm ist, sie laut auszusprechen.

Es folgen einige Beispiele, die du im Geist oder laut wiederholen kannst:

- Ich bin in meiner Mitte und im Gleichgewicht.
- Ich weiß, dass ich dank dieses starken inneren Fundaments mit allem fertigwerden kann, was das Leben bringt.
- Ich habe Vertrauen in den Prozess des Lebens mit all seinen Höhen und Tiefen.
- Ich habe den Mut und die Kraft, meinen Traum vom Leben zu verwirklichen.
- Ich weiß, dass ich alle guten Dinge verdiene.
- Ich sorge für mich selbst, und das Leben sorgt für mich.
- Ich bin optimistisch und fokussiert.
- Ich glaube an mich und meine Fähigkeiten.
- Ich vertraue darauf, dass ich vom Universum Tag für Tag göttlich geführt werde.
- Ich vertraue darauf, dass alles in mir ist, was ich brauche, um in der Außenwelt zu erschaffen, was ich mir wünsche.
- Ich bin ein Kanal des Gleichmuts und des Friedens.
- Ich wähle Ruhe und Frieden.

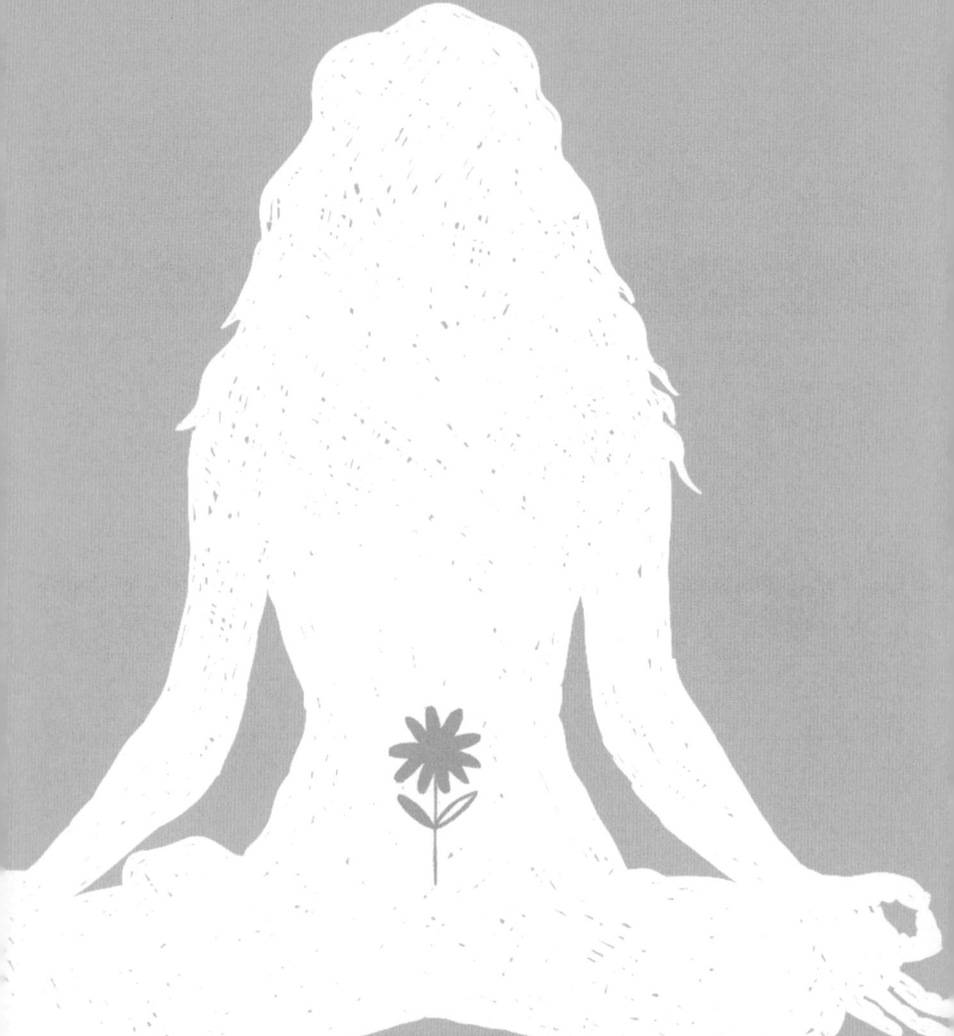

**DREI**

# DAS SAKRALCHAKRA

LEIDENSCHAFT IST ENERGIE. SPÜRE, WIE VIEL KRAFT ENTSTEHT, WENN DU DICH AUF DAS KONZENTRIERST, WAS DICH BEGEISTERT.

*Oprah Winfrey*

Das Sakralchakra ist das zweite Chakra. Es befindet sich im Unterbauch unmittelbar unterhalb des Nabels und oberhalb des Schambeins. Auf Sanskrit wird es *Swadhisthana* genannt, und das Wort setzt sich aus zwei Sanskritbegriffen zusammen: *Swa*, »eigen«, und *Adhisthana*, »Wohnung oder Wohnstätte«. Das Wort *sakral* bezieht sich auf die anatomische Region des *Os sacrum* oder Kreuzbeins und bedeutet »heilig«. Da passt es gut, dass in diesem Chakra unsere Gefühle, Leidenschaften und Freuden zu Hause sind – die Dinge, die uns emotional befriedigen, uns Freude machen und uns deshalb heilig sind.

Da dieses Chakra als das körperliche Zentrum unserer kreativen und sexuellen Energie gilt, wird es mit Fragen der Nähe und der

Verbundenheit in Verbindung gebracht, einschließlich Sex, Fruchtbarkeit und Fortpflanzung. Wenn das Sakralchakra optimal funktioniert, sind wir zufrieden, ungehemmt in unseren Beziehungen und kreativen Bemühungen, zu großer Nähe fähig, und wir strahlen eine lebendige Freude aus.

## UNGLEICHGEWICHT IM SAKRALCHAKRA

Bei diesem Chakra geht es um unsere emotionale Gesundheit – ein Ungleichgewicht kann unsere Lebensfreude beeinträchtigen. Wenn die Energien des Sakralchakras ins Stocken geraten sind, stagnieren oder auf irgendeine Weise blockiert sind, hat dies sowohl emotionale als auch körperliche Auswirkungen, was wiederum die kreativen und sexuellen Aspekte unseres Lebens beeinflusst.

Bei einem trägen Sakralchakra werden wir wahrscheinlich unter einer schwachen Libido, Problemen rund um das Thema Sex und Intimität, gynäkologischen Beschwerden oder unerfülltem Kinderwunsch, Schwierigkeiten bei kreativen Vorhaben, schwelenden Beziehungsproblemen und emotionaler Unzufriedenheit leiden. Umgekehrt kann sich ein übermäßig aktives Sakralchakra in Form von überwältigenden Gefühlen, Stimmungsschwankungen, übertriebener Euphorie und Niedergeschlagenheit, dramatischen Beziehungssituationen, übermäßiger Abhängigkeit von anderen, Eifersucht und besitzergreifendem Verhalten, Sexsucht oder anderen Abhängigkeiten äußern.

Auch energetischer Ballast, den wir aus dem Wurzelchakra mitschleppen, kann das Sakralchakra in Mitleidenschaft ziehen und verhindern, dass wir uns sicher fühlen und Freude empfinden.

# ENTSPRECHUNGEN

**FARBE**

Orange

**ELEMENT**

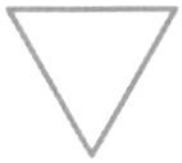

Wasser

**SYMBOL**

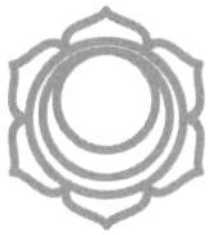

**FORM**

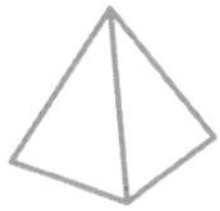

Pyramide

**PLANET**

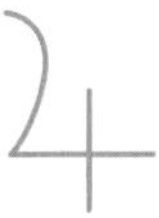

Jupiter

**TIERKREISZEICHEN**

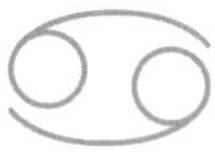

Krebs

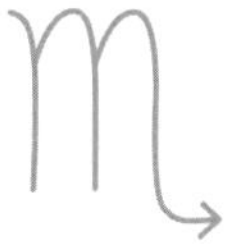

Skorpion

**STEINE**

Orangencalcit

Karneol

Onyx

Orangeroter Spinell (Rubicell)

**GÖTTINNEN-ARCHETYP**

Die göttliche Kaiserin

**TIER**

Krokodil

**ÄTHERISCHE ÖLE**

Rosenholz

Ylang-Ylang

Muskatellersalbei

Orange

Der Ursprung kann in der Kindheit, der Familie oder der Konditionierung durch die Gesellschaft oder irgendeiner Gruppe im Hinblick auf Selbstausdruck, Sexualität – oder ganz allgemein der Freude am Leben – liegen. Im Auf und Ab unseres Alltags können Beziehungsprobleme, sexuelle Erfahrungen und unser Umgang mit dem Gleichgewicht aus Leben und Arbeiten den Fluss dieses Chakras stören.

Das Sakralchakra ist für Sexualorgane, Leber, Hormone, Dünndarm und Milz zuständig. Bei einem Ungleichgewicht können sich unter anderem die folgenden körperlichen Symptome einstellen:

- sexuelle Funktionsstörungen
- schwache Libido
- Sexsucht
- substanzgebundene Abhängigkeiten (Drogen, Alkohol etc.)
- Beckenschmerzen
- hormonelle Probleme
- unerfüllter Kinderwunsch
- Blasenprobleme
- Ischialgie/Schmerzen im unteren Rücken
- Schuldgefühle
- emotionale Unausgeglichenheit
- affektive Störungen
- fehlende Erfüllung und Freude
- Langeweile
- Unzufriedenheit

## WENN SICH DAS SAKRALCHAKRA ÖFFNET

Wenn sich das Sakralchakra öffnet, ins Gleichgewicht findet und die Energie vollständig zu fließen beginnt, spürst du möglicherweise ein warmes Kribbeln oder Vibrieren im Unterbauch. Veränderungen des Verdauungs- sowie des Hormon- und Fortpflanzungssystems können die Folge sein. Es wäre möglich, dass deine Libido erwacht und sich das Gefühl sexueller Erregung verstärkt. Fruchtbarkeitsprobleme aufgrund bisheriger hormoneller Ungleichgewichte können nachlassen. Womöglich hast du mehr Freude an alltäglichen Aktivitäten wie dem Essen und Trinken und bist eher geneigt, dich Hobbys und anderen Aktivitäten zu widmen, die dir Freude machen. Du könntest kreativ erwachen und dich inspiriert fühlen.

Es kann auch vorkommen, dass bei der Integration und dem Ausgleich der Energien des Sakralchakras zunächst eine Art Heilungskrise auftritt. Dies kann sich körperlich in Form von Schmerzen im unteren Rücken oder Becken, Harnwegsinfekten oder gar einem Wiederaufflammen oder einer vorübergehenden Verschlimmerung der Hormon- oder Fruchtbarkeitsprobleme bemerkbar machen. Es wäre sogar möglich, dass du eine Art emotionalen Reinigungsprozess erlebst, doch das hat nur einen Grund: dir einen emotionalen Neustart sowie mehr emotionale Ausgeglichenheit und Freude zu ermöglichen. Geh während dieses Heilungs- und Harmonisierungsvorgangs geduldig mit dir um. Vergiss nicht, dass am Ende Freude auf dich wartet.

## GÖTTINNEN-ARCHETYP: DIE GÖTTLICHE KAISERIN

Der Archetyp des Sakralchakras ist die göttliche Kaiserin. Sie genießt die körperlichen Aspekte des irdischen Lebens. Sie weiß, dass sie Vergnügen und Freude verdient. Dies macht sie leidenschaftlich und sorgt dafür, dass sie das Leben als lebenswert empfindet. Sie ist in Kontakt mit ihrem Körper und ihrer Sexualität. Sie ist sinnlich und weich und hat tiefe Gefühle, aber sie ist emotional ausgeglichen und strahlt anmutige Gelassenheit aus. Sie vertraut darauf, dass immer mehr als genug da sein wird, was sie freigiebig und großzügig macht. Ihre Energie und ihre Lebenslust wirken anziehend auf andere.

Berühmte Königinnen und Kaiserinnen, die dem Archetyp der göttlichen Kaiserin zugeordnet werden, sind unter anderem die chinesische Kaiserin Wu Zetian und die Königin von Saba – eine mächtige äthiopische Herrscherin des Altertums, die mit ihrer Schönheit, ihrer Großzügigkeit und ihrem Frohsinn König Salomo bezauberte.

Wenn wir das Sakralchakra mit den Energien der göttlichen Kaiserin erfüllen, erinnern wir uns daran, dass Freude unser göttliches Geburtsrecht ist, und geben uns die Erlaubnis, uns an Genüssen aller Art zu erfreuen. Freude und Frieden werden zu unserem emotionalen Fundament; dies verleiht uns nicht nur Charisma, es zieht auch das Glück an. Wir sind wie ein offener Kanal für Kreativität und bringen mit Freude neue Ideen hervor. Wenn wir mit dem Archetyp der göttlichen Kaiserin arbeiten, wird uns stärker bewusst, dass wir die schönen Dinge des Lebens verdienen. Dies verleiht uns die Kraft, genau diese Dinge anzuziehen.

## STEINE FÜR DAS SAKRALCHAKRA

Die für das Sakralchakra empfohlenen Steine haben meist eine kraftvolle Energie mit stärkender Wirkung und die gleiche Farbe wie das Energiezentrum selbst.

### ORANGENCALCIT

Der Orangencalcit hat eine stark reinigende und energetisierende Wirkung. Dieser Edelstein hilft, das emotionale Gleichgewicht herzustellen, und beseitigt Angst, die möglicherweise im Energiekörper gespeichert ist. Er gilt auch als Kreativitätsstein.

### KARNEOL

Der stabilisierende Karneol hilft, die Vitalität wiederherzustellen und kann die Lebenslust steigern. Er kommt häufig in der Meditation zum Einsatz und kann Gefühle wie Wut, Eifersucht und Neid lindern. Indem er den Geist von unnötigen Gedanken befreit, kann er Klarheit und Seelenfrieden fördern.

### ORANGEROTER SPINELL (RUBICELL)

Im Reiki ist der orangerote Spinell bekannt dafür, dass er das Sakralchakra öffnet und ausgleicht. Wenn wir ihn in der Hand halten oder damit meditieren, kann uns dies den Zugang zu unserer Intuition erleichtern und unsere Kreativität anregen. Viele Heilende bezeichnen ihn als Fruchtbarkeitsstein. Ich empfehle die körperliche Anwendung dieses mächtigen Heilsteins als Trommelstein.

## ONYX

Der Onyx ist ein schwarzer Stein und hervorragend geeignet, um Negativität aufzunehmen und umzuwandeln. Er hilft uns auch, geistige, körperliche und spirituelle Blockaden zu lösen, die uns möglicherweise daran hindern, Freude und Kreativität zu erleben. Trommelsteine sind bei Ritualen der Heilung, in der Meditation und beim Ausgleich der Chakras höchst effektiv.

## ÄTHERISCHE ÖLE FÜR DAS SAKRALCHAKRA

Die folgenden ätherischen Öle besitzen Eigenschaften, die eine gesunde Funktion des Sakralchakras unterstützen. Viele von ihnen sind eher süß, heben die Stimmung und fördern dadurch die Lebendigkeit des zweiten Chakras.

## ROSENHOLZ

Dieses Öl wird aus dem Rosenholzbaum gewonnen und duftet zugleich blumig und holzig. Man kennt seine aphrodisierende Wirkung, es kann aber auch helfen, einen überanstrengten Kopf zu beruhigen und das emotionale Gleichgewicht wiederherzustellen. Für größere Harmonie und mehr Seelenfrieden kannst du ein paar Tropfen auf deine Schläfen geben und sanft einmassieren. Du kannst das Rosenholzöl auch mit einem Trägeröl mischen und für die Selbstmassage oder die Massage mit einem Partner verwenden, um das Sakralchakra anzuregen.

## YLANG-YLANG

Dieses Wohlfühlöl ebnet Freude und Glück den Weg – ganz gleich, ob man es in den Diffuser gibt oder in Massage- oder Hautpflegemischungen verwendet. Sein süßer, romantischer Duft macht Ylang-Ylang zum bekanntesten aphrodisierenden Öl, und es kann auch als Parfümöl eingesetzt werden.

## MUSKATELLERSALBEI

Das Muskatellersalbeiöl ist eines der besten ätherischen Öle für das weibliche Fortpflanzungssystem. Es kommt bei der Behandlung von Menstruationsbeschwerden wie Krämpfen und prämenstruellem Syndrom zum Einsatz, kann die Regulation des Menstruationszyklus und der Hormone unterstützen. Nachdem ich entdeckt hatte, dass meine Menstruationsschmerzen nachließen, wenn ich meinen Bauch mit einigen Tropfen Muskatellersalbeiöl massierte, wurde es zu einem unverzichtbaren Helfer für mich.

## ORANGE

Orangenöl gehört zu den besten Stimmungsaufhellern. Gibt man es in den Diffuser, kann es den Raum mit Freude füllen, was bei der Aktivierung der vor Leben sprühenden Energie des Sakralchakras sehr hilfreich ist. Sein Duft ermöglicht es uns, positiv zu denken, uns glücklich zu fühlen und regt die Kreativität an.

# ÖLMISCHUNG »SCHAFFENSFREUDE«

Diese Ölmischung soll dir helfen, Zugang zu deiner Leidenschaft und Kreativität zu finden. Du kannst sie täglich einsetzen, während du dieses Energiezentrum öffnest und ausgleichst, oder wann immer du das Bedürfnis hast, mehr von den Eigenschaften eines reibungslos funktionierenden Sakralchakras zu erleben. Am besten schnupperst du daran oder reibst sanft den unteren Bauch und die Seiten deines Halses damit ein. Es ist ein tolles Aphrodisiakum!

**ZUTATEN**

2 Esslöffel Hagebuttenkernöl
5 Tropfen Rosenholzöl
3 Tropfen Ylang-Ylang-Öl

**ZUBEHÖR**

1 dunkle Glasflasche mit 60 ml Fassungsvermögen, 1 Pipette

**ERGIBT:** 45 Milliliter

1. Gib das Hagebuttenkernöl in die Glasflasche.
2. Füge mit der Pipette die ätherischen Öle hinzu. Verschließe die Flasche und schwenke sie sanft.
3. Massiere damit sanft den unteren Bauch im Bereich des Sakralchakras. Du kannst es auch als Parfümöl verwenden und Schläfen, Handgelenke und Hals damit einreiben (nur zur äußerlichen Anwendung).

# VISUALISIERUNG DES SAKRALCHAKRAS

Du kannst diese Meditationsübung im Bett oder an deinem heiligen Ort machen. Reinige die Energie mit einem Räucherritual, für das du ein Bündel weißen Salbei oder einen Palo-Santo-Stab verwenden kannst. Gib anschließend eines der ätherischen Öle für das Sakralchakra oder vielleicht sogar eine Kombination aus zwei Ölen in den Diffuser oder die Duftlampe. Wenn du ein paar Steine für das Sakralchakra besitzt, dann sammle sie ein. Sie werden dir beim Meditieren von Nutzen sein. Schaffe mit einer Lampe, die sanftes Licht erzeugt, oder mit einer Kerze eine angenehme Atmosphäre. Leg dich dann hin und mach es dir bequem.

1. Leg dich hin und schließe die Augen.
2. Atme tief durch die Nase ein und seufzend durch den Mund wieder aus. Lass zu, dass sich deine Muskeln und dein Körper entspannen. Wiederhole es, bis du meditationsbereit bist.
3. Leg deine Hände sanft auf den Bereich unterhalb deines Nabels und oberhalb deines Schambeins. Atme weiter tief ein und aus und stell dir dabei vor, wie der Atem beim Einatmen in deine Hände und beim Ausatmen weiter in deinen Bauch strömt.
4. Wiederhole mit geschlossenen Augen (im Stillen oder laut): »Ich liebe und ehre mein Sakralchakra und sehe es deshalb klar.«

5. Stell dir in deinem Unterbauch eine orangefarbene Pyramide vor. Betrachte sie aufmerksam. Nimm mögliche Details wahr, zum Beispiel, ob sie sich dreht oder nicht. Nimm wahr, wie sie sich anfühlt, ob du irgendwelche Einsichten über Ungleichgewichte oder Blockaden empfängst und was du möglicherweise tun musst, um das Sakralchakra energetisch ins Gleichgewicht zu bringen.
6. Nimm dir, nachdem du die Pyramide betrachtet und genügend Einsicht in die Funktionsweise deines Sakralchakras gewonnen hast, noch einen Augenblick Zeit, um dieses energetische Zentrum deines Körpers zu würdigen und dich zu bedanken. Öffne vorsichtig die Augen.

## AKTIVIERUNG DES SAKRALCHAKRAS

Nimm dir ein paar Minuten Zeit für eine Räucherzeremonie, um deinen heiligen Ort und dich selbst energetisch zu reinigen, ehe du mit dieser Aktivierungsübung beginnst. Gib Orangenöl oder ein anderes Sakralchakraöl deiner Wahl in den Diffuser. Reibe den unteren Bauch mit ein paar Tropfen der Ölmischung »Schaffensfreude« (siehe Seite 60), Ylang-Ylang-Öl oder Rosenholzöl ein.

1. Leg dich auf den Rücken. Platziere ein paar Sakralchakrasteine auf deinem unteren Bauch und leg deine Hände darüber.
2. Schließe die Augen und visualisiere ein orangefarbenes Licht, das mit deinem Atem aus deinen Händen in deinen Bauch strömt. Stell dir vor, wie dieses orangefarbene Licht in deinen Körper fließt und deinen unteren Bauch füllt.
3. Rufe nun das Bild der orangefarbenen Pyramide, die für dein Sakralchakra steht, vor dein geistiges Auge. Sieh, wie das orangefarbene Licht, das aus deinen Händen in deinen Bauch strömt, die Pyramide füllt. Während sich dieses strahlend orangefarbene Licht in die Pyramide ergießt, wird sie größer und lebendiger. Sie beginnt, sich im Uhrzeigersinn zu drehen und wird allmählich immer schneller, bis es wirkt, als hättest du im Unterbauch einen Wirbel aus kräftig orangefarbenem Licht, der deinen ganzen Körper mit Energie durchflutet. Sieh, wie diese lebendige orangefarbene Energie deinen Körper durchdringt, und lade ein Gefühl der Freude und der Leidenschaft für dich selbst, für andere und für das Leben zu dir ein.

# TAGEBUCH-ÜBUNG ZUM SAKRALCHAKRA

Koch dir einen Tee, vielleicht aus Orangenschalen, Zitronengras und Hagebutten. Mach es dir an deinem heiligen Ort oder einem anderen Ort gemütlich, an dem du dich wohlfühlst. Gib eines oder mehrere Öle für das Sakralchakra in den Diffuser und zünde eine Kerze an. Massiere deinen unteren Bauch, deine Schläfen und Handgelenke sanft mit ein paar Tropfen der Ölmischung »Schaffensfreude« (siehe Seite 60) oder Orangenöl. Nimm einige Sakralchakrasteine in eine Hand oder leg sie neben dich.

Erinnere dich beim Tagebuchschreiben an das, was du bei der Visualisierung und Aktivierung des Sakralchakras erlebt hast. Überlege, was du darüber gelernt hast und wie du dich bei einem unausgeglichenen oder blockierten Sakralchakra fühlen würdest. Spüre in dich hinein und prüfe, ob du einige dieser Symptome hast. Notiere alle Erkenntnisse, die du im Hinblick auf das empfängst, was du tun musst, damit dieses Chakra offen und im Gleichgewicht ist. Du kannst zum Beispiel über folgende Fragen nachdenken:

- Nimmst du dir Zeit für Dinge, die dir Spaß machen?
- Gönnst du dir Körperbehandlungen wie eine kosmetische Gesichtsbehandlung, eine Massage oder ein Peeling?
- Hast du das Gefühl, das Leben genießen zu dürfen?
- Gelingt es dir, Freude und Vergnügen an den kleinen Dingen zu finden?

- Magst du deinen Körper? Fühlst du dich wohl und selbstbewusst?
- Fühlst du dich wohl mit deiner Sexualität?
- Bist du sinnlich?
- Empfindest du ein Gefühl der Fülle? Empfindest du das Leben als freigebig?
- Bist du in unschöne Dramen verwickelt?

## AFFIRMATIONEN FÜR DAS SAKRALCHAKRA

Affirmationen für das Sakralchakra helfen dir, Verbindung zu deinem Körper und deinem Lustzentrum aufzunehmen, indem sie dich daran erinnern, dass du dich in diesem irdischen Leben an deinem Körper erfreuen darfst. Wiederhole die Mantras zweimal täglich als Morgen- und Abendritual, während du dein Sakralchakra öffnest und ins Gleichgewicht bringst. Tupfe ein wenig von der Ölmischung »Schaffensfreude« (siehe Seite 60) oder einem der anderen Sakralchakraöle auf deinen Hals, deine Handgelenke, deine Schläfen und deinen Unterbauch, bevor du beginnst. Du profitierst am meisten von den Affirmationen, wenn du dich beim Sprechen körperlich bewegst. Am besten sind Yin-Aktivitäten wie Yoga oder Tanzen, und du solltest die Worte auch wirklich in deinem Körper spüren. Du kannst dir eigene Mantras ausdenken oder aus den folgenden Vorschlägen diejenigen auswählen, die für dich passen. Wie bei allen Mantras gilt, dass du sie auch im Stillen wiederholen kannst.

- Ich bin ein von Gott erschaffenes Wesen und auf Erden, um alle göttlichen Aspekte des Lebens zu genießen.
- Ich verdiene es, Freude zu empfinden, und erfreue mich am Leben.
- Mein Körper ist heilig, ich liebe und pflege ihn.
- Ich kann meine Sexualität gefahrlos zum Ausdruck bringen und genießen.
- Ich achte meine Gefühle und kann sie auf gesunde Weise bewältigen.
- Ich nehme mir Zeit, kreativ und spielerisch zu sein, einfach weil es mir Freude macht!
- Ich achte meinen Körper und freue mich daran.
- Meine Sexualität ist heilig.
- Ich empfinde jeden Tag Freude.
- Ich liebe das Leben.
- Ich bin verspielt.
- Ich bin freudig.
- Ich achte alle meine Gefühle.
- Ich werde von Kreativität durchströmt.
- Ich werde von Freude durchströmt.
- Ich werde von Fülle durchströmt.

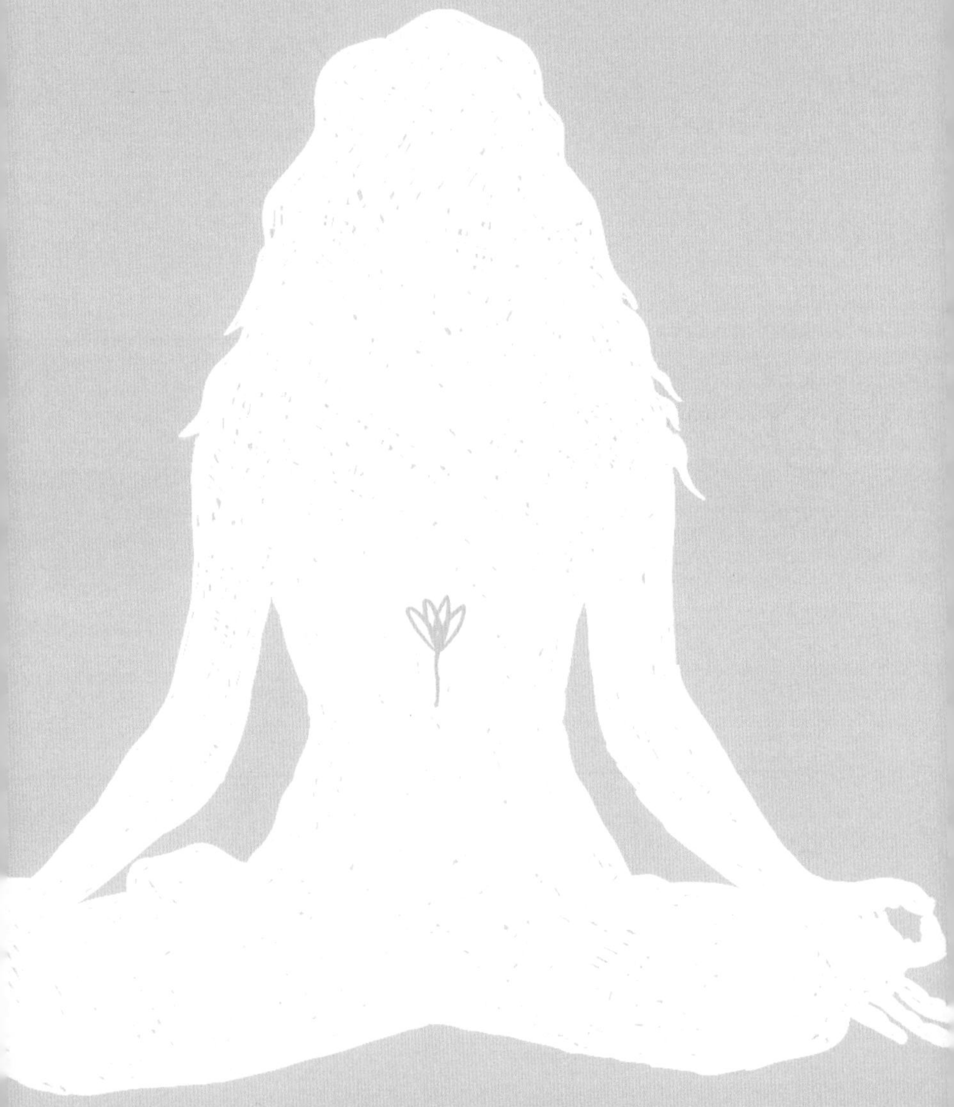

VIER

# DAS SOLARPLEXUS-CHAKRA

MACHT IST DIE FÄHIGKEIT ZU HANDELN.

*Anthony Robbins*

Das Solarplexuschakra ist das dritte und letzte im Trio der unteren Chakras. Die Sanskritbezeichnung dafür lautet *Manipura,* »leuchtender Edelstein«. Das Energiezentrum sitzt sowohl in der Mitte des Rumpfs im Bereich des Nabels als auch in der Mitte des Rückens. Weil es mit unserer persönlichen Identität und Macht verbunden ist, ist das Solarplexuschakra in vielerlei Hinsicht unser persönliches Energiezentrum. Es bildet den Kern unserer Individualität und steuert Selbstwertgefühl, Willenskraft und die Fähigkeit, unsere Ziele zu erreichen. Wenn die Energien des Solarplexuschakras im Gleichgewicht sind und fließen, haben wir eine unerschütterliche Vorstellung davon, wer wir sind. Dies manifestiert sich als Vertrauen in das, was wir sind und wollen, aber auch als der Glaube an unsere Träume und der Mut, sie zu verwirklichen. Das angeborene Selbstvertrauen und die Fähigkeit, uns selbst treu zu bleiben, ermöglichen es uns auch, mit dem Auf und Ab des Lebens mitzugehen.

# ENTSPRECHUNGEN

**FARBE**

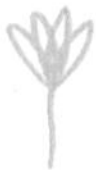

Gelb

**ELEMENT**

Feuer

**SYMBOL**

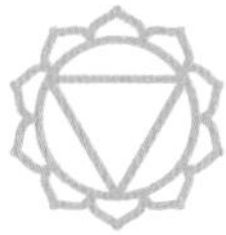

**FORM**

Kugel

**PLANETEN**

Mars

Die Sonne

**TIERKREISZEICHEN**

Lowe

Widder

**STEINE**

Pyrit
Citrin
Gelber Achat
Bernstein

**GÖTTINNEN-ARCHETYP**

Die Kriegerin

**TIER**

Löwe

**ÄTHERISCHE ÖLE**

Zitrone
Grapefruit
Ingwer
Pfefferminz

## UNGLEICHGEWICHT IM SOLARPLEXUSCHAKRA

Beim Solarplexuschakra geht es um unsere Essenz – um das, was wir sind. Wenn es nicht richtig funktioniert, gerät unser Leben in Schieflage. Anzeichen für einen überaktiven Solarplexus sind unter anderem Egoismus, Kontrollsucht und Machthunger. In dem Streben zu bekommen, was wir uns wünschen, können wir zwanghaft und perfektionistisch werden, was sowohl Enttäuschung als auch ein Gefühl von Erschöpfung zur Folge hat, wenn unsere Wünsche sich nicht erfüllen. Ein zu starker Energiefluss aus diesem Chakra kann uns hyperaktiv machen und dazu führen, dass wir eine manische Energie ausstrahlen, um anschließend abzustürzen (ungefähr so, wie du dich vielleicht nach dem Genuss eines Energydrinks fühlst).

Bei einem trägen Solarplexuschakra haben wir vielleicht Schwierigkeiten damit, authentisch zu sein, spüren Selbstzweifel und wissen nicht genau, wer wir sind. All das schwächt unser Selbstbewusstsein und unsere Selbstsicherheit. Es kann uns schwerfallen, unsere Wünsche zu verwirklichen, sodass wir uns niedergeschlagen fühlen. Wir glauben vielleicht, dass wir dem Schicksal ausgeliefert sind; dass wir unser Leben nicht leben, sondern dass es uns einfach widerfährt.

Das Solarplexuschakra steuert die körperlichen Strukturen in seiner unmittelbaren Umgebung: den Bauchorganen – Magen, Leber, Gallenblase, Milz und Bauchspeicheldrüse. Gerät das dritte Chakra aus dem Gleichgewicht, können körperliche und emotionale Symptome auftreten wie:

- Blähungen
- Verdauungsbeschwerden (Reizdarmsyndrom, Verstopfung, erhöhte Durchlässigkeit der Darmschleimhaut – Leaky-Gut-Syndrom)
- Übelkeit
- Magenverstimmungen
- Erschöpfung/Teilnahmslosigkeit
- Konzentrationsschwierigkeiten
- Rastlosigkeit
- Unruhe
- Gallensteine
- Leberprobleme
- Erkrankungen der Bauchspeicheldrüse wie Diabetes

## WENN SICH DAS SOLARPLEXUSCHAKRA ÖFFNET

Bei der Aktivierung des Solarplexuschakras erleben wir eine Reihe von körperlichen und emotionalen Veränderungen, die von Empfindungen wie Wärme und kribbelnden Vibrationen in diesem Bereich begleitet sind. Da sich das Chakra in unmittelbarer Nähe des Magens befindet, werden sich vor seiner Heilung wahrscheinlich Verdauungsprobleme wie Übelkeit, Blähungen, Verstopfung oder Durchfall einstellen.

Es ist normal, wenn wir emotional empfindlicher sind als sonst. Alte Unsicherheiten und Selbstzweifel können noch einmal zutage treten. Es kann leicht passieren, dass wir getriggert werden und Eifersucht oder das Bedürfnis nach Kontrolle verspüren – dies ist die Folge davon, dass sich unser Ego uneingeschränkt bemerkbar macht. Es ist normal, wenn wir bei der Öffnung und dem Ausgleich des Solarplexuschakras Angst und emotionale Turbulenzen erleben. Doch normalerweise geht dieser Reinigungsprozess ebenso schnell vorüber wie die körperlichen Symptome. Darüber hinaus kann unsere Energie beim Ausgleich dieses Chakras zwischen energetischen Spitzen und energetischen Tiefpunkten hin- und herschwanken. Unsere innere Unruhe kann Schlafstörungen verursachen. Aber keine Sorge: Auch sie sind meist vorübergehend.

## GÖTTINNEN-ARCHETYP: DIE KRIEGERIN

Im Archetypus der Kriegerin mischen sich männliche und weibliche Energien. Die Kriegerin hat ein klares Selbstbild, ist voller Temperament und Energie und besitzt den Willen und die Kraft, ihre Ziele zu verfolgen. Sie steht für körperliche Stärke und Energie, Führungskraft und Mut.

Die Geschichte kennt viele Kriegerinnen, die in verschiedenen Religionen und Kulturen sowie in Kunst und Literatur verehrt werden. Da sind zum Beispiel Freyja, die nordische Göttin der Liebe und des Kriegs; Durga, die vielarmige hinduistische Schutzgöttin; und Boudicca, die Königin eines keltischen Stammes in Britannien, die einen Aufstand gegen die Römer anführte. Sie mögen sich in ihrem Namen, ihrer Kultur und ihrer ethnischen Herkunft unterscheiden, aber sie wussten alle ganz genau, wer sie waren. Sie waren mutig und stark und hatten die Willenskraft und die Ausdauer, sich für ihre Sache einzusetzen.

William Shakespeare schrieb: »Sei dir selber treu«, und die göttliche Kriegerin erinnert uns daran. Das Solarplexuschakra trägt wesentlich dazu bei, dass wir uns treu bleiben und den Glauben und die Entschlossenheit besitzen, das bestmögliche Leben zu leben. Deshalb liegt es klar auf der Hand, welche Vorteile es hat, die Eigenschaften der Kriegerin zu kultivieren. Sie erinnert uns daran, dass es nicht nur ungefährlich, sondern für unser Wohlbefinden unverzichtbar ist, so zu sein, wie wir wirklich sind. Wenn wir zur Kriegerin werden, verbinden wir uns mit unserer Kraftquelle, treten für uns selbst und andere ein, werden zu einer starken positiven Kraft in der Welt – und machen damit sowohl unser eigenes Leben als auch die ganze Welt besser.

## STEINE FÜR DAS SOLARPLEXUSCHAKRA

Wie du sehen wirst, haben viele Steine und Edelmetalle des dritten Chakras einen Gelbton und beschwören den Sonnenschein herbei, der wie eine Lebenskraft für diesen mächtigen Energiepunkt ist.

### PYRIT

Da der Pyrit historisch oft mit Gold verwechselt wurde, wird er vielfach »Katzengold« genannt. Er bewegt sich farblich zwischen hellem Gelb und leuchtendem Gold oder Silber. Im Altertum diente er dazu, Funken zu erzeugen und Feuer zu machen, und auch wir können damit den Funken unseres wahren Selbst entzünden. Der Pyrit verfügt über eine maskuline Energie und ist ein Stein der Tat, der Kraft und des Willens. Er ist wie die meisten Steine als Roh- oder Trommelstein erhältlich. Ich empfehle dir einen recht großen Rohstein für deinen Schreibtisch oder Arbeitsplatz und ein paar kleinere Trommelsteine für die Meditation und für Rituale.

## CITRIN

Der Citrin ist ein leuchtender gelber Stein. Er stärkt Energie und Ausdauer und steht für Fülle und Manifestationen jeglicher Art. Er bezieht seine Kraft aus der Sonne, kann das Selbstvertrauen steigern und das Selbstwertgefühl stärken. Du kannst eine geschliffene Citrinspitze auf deinen Altar oder deinen Schreibtisch stellen. Leg sie am besten zum Aufladen in die Sonne, bevor du sie in der Meditation oder in einem Ritual verwendest.

## GELBER ACHAT

Der oft als Kraftspender bezeichnete Gelbe Achat unterstützt die Selbstakzeptanz, stärkt das Selbstwertgefühl und fördert eine positive Einstellung. Wenn du in einer Heilsitzung oder in der Meditation ein paar kleine Trommelsteine unmittelbar aufs Solarplexuschakra legst, unterstützt dies die Wiederverbindung mit deinem wahren Selbst und schenkt dir neue Energie.

## BERNSTEIN

Dieser leuchtende, fröhliche Stein hilft dir, den Geist zu klären und dich von Ängsten zu befreien. Beides trägt dazu bei, die wertvollen Energien des Solarplexuschakras ins Gleichgewicht zu bringen. Bernsteinschmuck kann das dritte Chakra im Gleichgewicht halten. Die Verbindung aus Bernstein und Gold ist besonders wirkungsvoll und eine meiner Lieblingsmöglichkeiten, um Kontakt mit meinem Solarplexuschakra aufzunehmen.

## ÄTHERISCHE ÖLE FÜR DAS SOLARPLEXUSCHAKRA

Die für das Solarplexuschakra empfohlenen ätherischen Öle haben einen erfrischenden und kraftvollen Duft und eine lebendige Energie – beides unterstützt die Gesundheit und die Funktion dieses Energiezentrums.

### ZITRONE

Das stimmungsaufhellende und belebende Zitrusöl hat eine starke energetische Wirkung auf das dritte Chakra. Wenn du es in den Diffuser oder die Duftlampe gibst, kannst du damit ein Gefühl von Wohlbefinden und Optimismus erzeugen. Du kannst es auch mit einem Trägeröl mischen und als Körper- oder Massageöl verwenden.

### GRAPEFRUIT

Das Grapefruitöl ist ein weiteres Zitrusöl, das helfen kann, Bewegung in die stagnierende Energie eines trägen Solarplexuschakras zu bringen. Da es aufgrund seiner Eigenschaften die Heilung von Verdauungsbeschwerden unterstützt, entsteht ein wirksames Massageöl, wenn man es mit einem Trägeröl mischt. Wenn du es in den Diffuser gibst, kann es mit seinem leichten, wohlriechenden Duft Stress lindern und deine Stimmung heben.

### INGWER

Ingweröl hat einen ganz typischen warmen und würzigen Duft. Es eignet sich hervorragend für die Dampfinhalation, um dir zu helfen, dein Solarplexuschakra zu wecken. In der Mischung mit einem Trägeröl wird es auch äußerlich angewendet, um das dritte Chakra zu stimulieren und Verdauungsbeschwerden aller Art zu lindern.

## PFEFFERMINZE

Das belebende Pfefferminzöl wirkt geistig anregend. Möglicherweise musst du nur daran schnuppern, um Stress und geistige Erschöpfung zu lindern. Wenn du es mit einem Trägeröl mischst und etwas davon auf deine Handgelenke und Schläfen tupfst, kann es dir tagtäglich dabei helfen, dein Energielevel zu erhöhen und deine Stimmung zu heben.

# ÖLMISCHUNG »INNERE MACHT«

Diese Mischung für das Solarplexuschakra soll dir helfen, dich mit deinem innersten Wesen zu verbinden, und dir die Kraft geben, deine wahren Wünsche zu verwirklichen. Du kannst sie regelmäßig verwenden, während du dein Solarplexuschakra öffnest und ins Gleichgewicht bringst, und immer dann einsetzen, wenn du einen Energieschub brauchst und das Bedürfnis hast, dich an deine wahre, kraftvolle Essenz zu erinnern.

---

### ZUTATEN

2 Esslöffel Mandelöl (oder ein anderes Trägeröl deiner Wahl)
3 Tropfen Zitronenöl
3 Tropfen Grapefruitöl
2 Tropfen Pfefferminzöl

### ZUBEHÖR

1 dunkle Glasflasche mit 60 Millilitern Fassungsvermögen
1 Pipette

**ERGIBT:** 45 Milliliter

1. Gib das Mandelöl in die dunkle Glasflasche.
2. Füge mit der Pipette die ätherischen Öle hinzu. Verschließe die Flasche und schwenke sie sanft.
3. Massiere bei Bedarf deinen Bauch, deinen mittleren Rücken, deine Schläfen und Handgelenke mit der Mischung (nur zur äußerlichen Anwendung).

# VISUALISIERUNG DES SOLARPLEXUSCHAKRAS

Feuer ist das Element des Solarplexuschakras, deshalb darf es bei dieser Visualisierungs- und Meditationsübung nicht fehlen. Falls du einen (echten oder künstlichen) Kamin oder eine Feuerstelle besitzt, solltest du nach Möglichkeit davor üben. Du kannst das Feuerelement auch dadurch herbeirufen, dass du Salbei verbrennst, um deinen heiligen Ort zu reinigen, und anschließend eine Kerze anzündest. Wenn du Zitronenöl in den Diffuser gibst, unterstützt es dich dabei, dich energetisch mit dem Solarplexuschakra zu verbinden.

1. Leg dich hin und schließe die Augen.
2. Atme tief durch die Nase ein und seufzend durch den Mund wieder aus. Lass zu, dass sich deine Muskeln und dein Körper entspannen. Wiederhole diesen Vorgang so oft, bis du entspannt und meditationsbereit bist.
3. Atme weiter tief durch und stell dir dabei vor, du würdest durch deinen Nabel ein- und ausatmen.
4. Wiederhole mit geschlossenen Augen (im Stillen oder laut): »Ich schätze und achte mein wahres Selbst, deshalb sehe ich mein Solarplexuschakra klar.«
5. Stell dir eine gelbe Kugel im Bereich deines Nabels vor. Sieh dir ihre Farbe und ihre Größe an. Betrachte ihre Form und andere Details, zum Beispiel, ob sich

die Kugel dreht. Nimm wahr, wie sie sich anfühlt, ob du irgendwelche Einsichten in Ungleichgewichte oder Blockaden empfängst, und was du möglicherweise tun musst, um das Solarplexuschakra energetisch ins Gleichgewicht zu bringen.

6. Nimm dir einen Augenblick Zeit, nachdem du die Kugel eingehend betrachtet und genügend Einsicht in die Funktionsweise deines Solarplexuschakras gewonnen hast, um diesen körperlichen Energiepunkt zu würdigen und dich zu bedanken. Öffne vorsichtig die Augen.

## AKTIVIERUNG DES SOLARPLEXUSCHAKRAS

Es ist wichtig, das Feuerelement einzubeziehen, weil es die Aktivierung des Solarplexuschakras erleichtert. Achte auch darauf, dass deine Hände warm sind – du brauchst die Wärmeenergie zur Unterstützung dieser Aktivierungsübung. Zünde eine Duftkerze (Orange, Zitrone oder Grapefruit) an. Auch dies fördert die Aktivierung.

1. Beginne im aufrechten Stand. Falls nötig, kannst du dich auch auf einen Stuhl setzen oder hinlegen.
2. Schau in die Flamme der Kerze, die du angezündet hast. Leg vorsichtig deine Hände darum, um sie sanft daran zu wärmen.

3. Komm nun in die Position, die du während der gesamten Aktivierungsmeditation beibehalten wirst. Schließe die Augen und sieh das Bild der Kerzenflamme vor deinem geistigen Auge.
4. Leg deine Hände auf deinen Nabel und deine Bauchmitte. Atme in deine Hände und visualisiere die Kerzenflamme. Stell dir vor, wie bei jedem Atemzug gelbes Licht aus deinen Händen in deinen Nabel strömt. Mal dir aus, wie es durch den Nabel in deinen Bauch fließt und sich dort beinah wie eine Spule dreht.
5. Richte dein geistiges Auge noch einmal auf die gelbe Kugel, die dein Solarplexuschakra repräsentiert. Stell dir vor, wie das gelbe Licht in deinem Bauch diese Kugel füllt. Beobachte, wie sie immer heller und strahlender wird, während immer mehr von diesem gelben Licht in sie einströmt, bis sie beinah lebendig wird. Sieh vor deinem geistigen Auge, wie sie sich in Bewegung setzt und immer schneller im Uhrzeigersinn dreht, bis sie zu einem strahlend gelben Lichtwirbel wird, der die gesamte Mitte deines Körpers ausfüllt.
6. Spüre, wie dieses Licht deinen Körper durchdringt und die Energie des Selbstvertrauens und der Macht dein ganzes Sein erfüllt. Spüre, wie sich das Gefühl von Zielstrebigkeit, Macht und Stärke mit jedem Atemzug vom Nabel aus in deiner Körpermitte und deinem ganzen Körper ausbreitet. Sei bei jedem Atemzug

stolz auf dich selbst und empfinde Vertrauen in deine Fähigkeiten. Fache dein Feuer mit jedem Atemzug weiter an!

## TAGEBUCH-ÜBUNG ZUM SOLARPLEXUSCHAKRA

Koch dir einen heißen Ingwertee mit einer Scheibe Zitrone. Mache es dir an deinem heiligen Ort oder einem anderen Ort gemütlich, an dem du dich wohlfühlst. Gib eines der Öle für das Solarplexuschakra oder eine Mischung daraus in den Diffuser und zünde eine Kerze an. Massiere den Bereich rund um deinen Nabel sanft mit ein paar Tropfen der Ölmischung »Innere Macht« (siehe Seite 78). Platziere ein paar Solarplexussteine neben dir oder nimm sie in die Hand. Leg eine Hand auf den Nabel, schließe die Augen und atme tief ein und aus. Nimm so viele tiefe Atemzüge wie nötig.

Öffne die Augen und notiere dir, was du bei der Visualisierung und der Aktivierung des Solarplexuschakras erlebt hast. Überlege, was du darüber gelernt hast und wie du dich möglicherweise mit einem aus dem Gleichgewicht geratenen und/oder blockierten Solarplexuschakra fühlst. Hast du momentan einige der erwähnten Symptome oder Beschwerden? Schreibe dir auch alle deine Erkenntnisse darüber auf, was du tun musst, damit das Chakra vollständig geöffnet und im Gleichgewicht ist und optimal funktioniert. Lass dich bei deinen Überlegungen von folgenden Fragen leiten:

- Respektierst du dich selbst, vor allem im Umgang mit Freunden und Familie?
- Schätzt du dich selbst?
- Hast du Vertrauen in deine Fähigkeit, deine Wünsche wahr werden zu lassen und das Leben deiner Träume zu leben?
- Würdigst du deine eigene Macht und setzt du sie angemessen ein?
- Machst du von deiner Wahlfreiheit Gebrauch und weißt du, dass du in jeder Situation frei entscheiden kannst?
- Respektierst du dich und spiegeln deine Entscheidungen diesen Selbstrespekt wider?
- Fühlst du dich wohl mit dem Konzept der persönlichen Macht und damit, sie gegebenenfalls auch einzusetzen?

## AFFIRMATIONEN FÜR DAS SOLARPLEXUSCHAKRA

Die Affirmationen für das Solarplexuschakra sollen dir helfen, Kontakt zu dir selbst aufzunehmen und auf deine innere Macht zu vertrauen. Am besten ist es, wenn du vor einem Spiegel übst und dir dabei selbst in die Augen siehst. Du kannst täglich üben, am besten gleich früh am

Morgen. Während du dein Solarplexuschakra öffnest und ins Gleichgewicht bringst, kannst du diese Affirmationen nach Bedarf einsetzen. Wie bei allen anderen Mantras gilt: Du kannst sie im Stillen und im Rahmen einer Meditationspraxis wiederholen, aber um den größtmöglichen Nutzen zu erzielen, solltest du sie laut aussprechen.

Massiere deinen Hals, deine Handgelenke, Schläfen und den Bereich deines Nabels sanft mit ein paar Tropfen der Ölmischung »Innere Macht« (siehe Seite 78), oder ein paar Tropfen Zitronen- oder Grapefruitöl.

Komm in einen aufrechten Stand mit hoch erhobenem Kopf und beiden Füßen fest auf dem Boden.

Wiederhole die Affirmationen und visualisiere dabei ein kleines Flämmchen, das in der Region deines Nabels flackert und mit jeder Affirmation größer und kräftiger wird. Spüre, wie diese Flamme – deine Essenz, dein wahres Selbst, deine Energie und dein Selbstvertrauen – mit den Worten jeder Affirmation stärker wird.

- Ich weiß, wer ich bin. Ich respektiere und akzeptiere mein wahres Selbst.
- Ich zeige offen und selbstbewusst, wer ich bin.
- Ich vertraue auf mich und meine Fähigkeit, das zu erschaffen, was ich mir wünsche.
- Ich glaube, dass ich das, was ich mir wünsche, verdient habe.
- Ich habe die Kraft und die Energie, meinen Leidenschaften nachzugehen.

- Ich bin stolz auf mich und auf alles, was ich schon erreicht habe.
- Ich fühle mich wohl mit meiner eigenen Macht und setze sie klug ein.

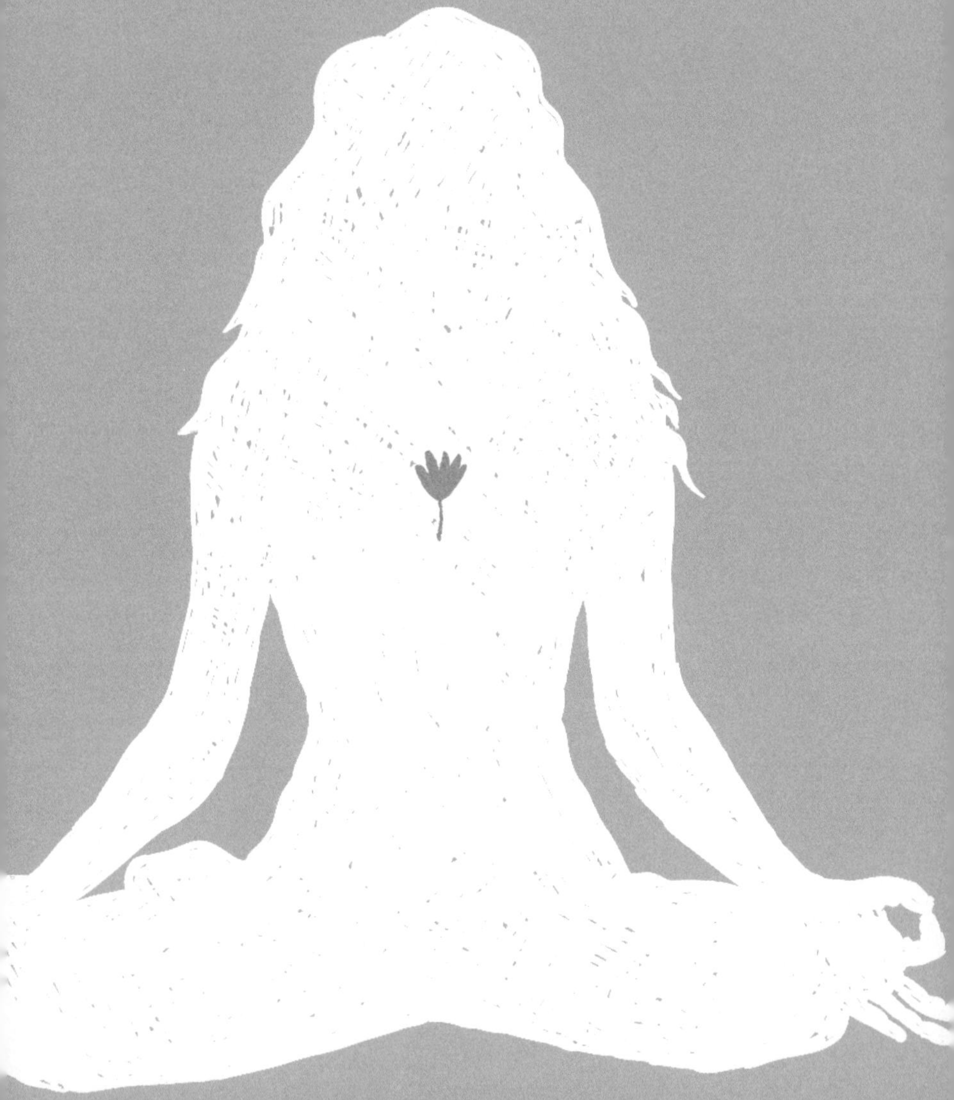

FÜNF

# DAS HERZCHAKRA

ONE LOVE, ONE HEART,
ONE DESTINY.
*Bob Marley*

Das Herzchakra ist das vierte Hauptenergiezentrum. Es befindet sich vorne in der Mitte der Brust und hinten zwischen den Schulterblättern am Rücken. Auf Sanskrit heißt es *Anahata*, was »nicht angeschlagen, unverletzt« bedeutet und ein Hinweis auf die reine, liebevolle Natur des vierten Chakras ist.

Das Herzchakra ist in vielerlei Hinsicht das Energiezentrum der Liebe und unserer Fähigkeit, sie sowohl zu geben als auch zu empfangen. Es ist das Zentrum von Mitgefühl, Einfühlungsvermögen und Vergebung. Und es ist das Zentrum der Verbundenheit und erleichtert es uns, uns mit allen Wesen und Dingen zu verbinden. Wir können erkennen, dass wir mit allem Leben auf der Erde verbunden sind. Das vierte Energiezentrum gilt als energetische Brücke zwischen den materiellen und spirituellen Ebenen. Es eint die drei unteren Chakras, in denen es um unsere menschliche Individualität geht, und die drei oberen Chakras, die zu den spirituellen Sinnen gehören und seelische Bereiche sind.

Wenn dein Herzchakra offen und im Fluss ist, wirst du eine liebevolle Energie ausstrahlen, dich selbst und andere lieben, Liebe geben und empfangen. Du wirst tiefe Verbundenheit empfinden und den harmonischen Austausch mit anderen genießen. Du wirst das Gute in allem und jedem sehen und die Schönheit in den kleinsten Details zu schätzen wissen. In diesem Sinne wirst du den – wie die Weisen des Altertums sagen würden – göttlichen Funken besitzen. Dieses Energiezentrum hilft, uns der gegenseitigen Verbundenheit bewusst zu werden, die uns eint, im Unterschied zu der Polarität in vielen anderen Aspekten unseres Lebens.

## UNGLEICHGEWICHT IM HERZCHAKRA

Wie bei allen anderen Chakras kann ein Ungleichgewicht bedeuten, dass das Herzchakra entweder übermäßig aktiv oder nicht aktiv genug ist. Bei einem trägen Herzchakra haben wir es mit einem blockierten oder stockenden Energiefluss zu tun und stellen möglicherweise fest, dass unser Herz beinah verschlossen ist, dass wir emotional zugeknöpft oder empfindungslos sind. Womöglich bereitet es uns Schwierigkeiten, Liebe zu geben oder zu empfangen, und vielleicht fällt es uns auch schwer, anderen zu vergeben oder erlittene Schmerzen zu überwinden. Es kann vorkommen, dass wir uns abschotten, dass es uns an Einfühlungsvermögen oder Mitgefühl fehlt und wir uns isoliert fühlen. Wir können uns schwer damit tun, uns selbst zu lieben, und wir neigen dazu, uns selbst und anderen gegenüber übermäßig kritisch zu sein.

# ENTSPRECHUNGEN

**FARBE**

Grün

**ELEMENT**

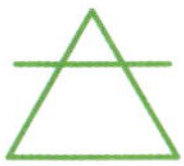

Luft

**SYMBOL**

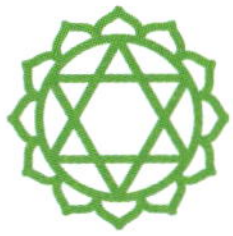

**FORM**

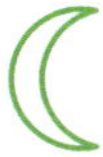

Halbmond

**PLANET**

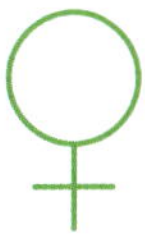

Venus

**TIERKREISZEICHEN**

Waage

Stier

**STEINE**

Rosenquarz
Chrysopras
Smaragd
Morganit

**GÖTTINNEN-ARCHETYP**

Die Liebende

**TIER**

Taube

**ÄTHERISCHE ÖLE**

Rose
Neroli
Jasmin
Lavendel

Bei einem überaktiven Herzchakra kann die Energie zu stark fließen, sodass wir zu sehr mit anderen verbunden sind. Dies führt zu Fehleinschätzungen, übertriebener Großzügigkeit oder Co-Abhängigkeit in Beziehungen. Mag sein, dass wir auf andere liebevoll wirken, doch unsere Motivation ist ein Gefühl innerer Unvollständigkeit. Es kann vorkommen, dass wir die eigenen Gefühle vernachlässigen, uns selbst nicht lieben, uns anderen gegenüber nicht abgrenzen und sogar dann Ja sagen, wenn es uns schadet. Auf diese Weise können allerhand Ungleichgewichte in unserem Leben und negative Folgen für unser allgemeines Wohlbefinden entstehen. Mögliche Symptome eines übermäßig aktiven Herzchakras sind auch die Angst, verlassen zu werden, Eifersucht, besitzergreifendes Verhalten und emotionale Abhängigkeit.

Das Herzchakra ist für die Organe und Körperteile zuständig, die ihm am nächsten sind: Herz, Lunge, Atmungsapparat, Thymusdrüse und oberer Rücken. Ist das vierte Energiezentrum aus dem Gleichgewicht geraten, können sich eine Vielzahl von körperlichen Symptomen einstellen wie:

- Brustschmerzen und Herzerkrankungen
- Atemwegsbeschwerden, unter anderem Asthma
- Unruhe, unter anderem mit Herzklopfen
- Kurzatmigkeit
- Panikattacken
- Depressionen
- Schlafstörungen
- Energiemangel

- Abwehrschwäche
- Schmerzen der Schultern und des oberen Rückens

## WENN SICH DAS HERZCHAKRA ÖFFNET

Das Herzchakra ist zuständig für die emotionale Energie, und wenn es sich öffnet, kann eine Welle von Gefühlen in dir aufbranden – solche, die du wohl verdrängt hast, und andere, von denen du dachtest, du seist darüber hinweg. Dadurch kann der Eindruck eines tiefen Verlusts in dir entstehen. Es kann sein, dass du Gefühle bewältigen musst – vor allem solche, die du (im Falle eines blockierten oder inaktiven Herzchakras) unter den Teppich gekehrt hast. Vielleicht bekommst du auch plötzlich eine Art »emotionalen Kater« und fühlst dich von den Gefühlen eines übermäßig aktiven Herzchakras überwältigt und ausgelaugt.

Wenn sich dein Herzchakra öffnet, wird diese Welle der Emotionen wahrscheinlich auch deinen Körper erfassen. Während du dir wieder erlaubst zu fühlen, kannst du Schmerzen im Herzen oder in der Brust, Kurzatmigkeit oder gar ein Herzstolpern spüren. Solange deine Gefühle Achterbahn fahren, können sich Schlafstörungen einstellen, die dein Immunsystem vorübergehend schwächen und dich krankheitsanfällig machen können.

Auch diese Symptome werden wieder vergehen, aber du wirst die Emotionen verarbeiten müssen. Du solltest liebevoll mit dir selbst umgehen und dir den Raum und die Werkzeuge zu ihrer Verarbeitung geben, was wiederum zur Linderung der körperlichen Beschwerden beitragen wird.

## GÖTTINNEN-ARCHETYP: DIE LIEBENDE

Die Liebende ist die Verkörperung des Herzchakras. Ihr Wesen ist es, zu lieben, zu verbinden und aus dem Herzen heraus zu leben. Viele glauben, bei der Liebenden drehe sich alles um Sex, Sinnlichkeit und Intimität, dabei geht es um so viel mehr. Sie ist für jede Art von Liebe zuständig: die romantische, familiäre, platonische und göttliche Liebe. Sie strebt nach der Einheit und Verbundenheit aller Lebewesen, worin sich die Einheit des Herzchakras spiegelt.

Die Liebende möchte Liebe und Verbundenheit verbreiten. Sie erfüllt alle Aspekte ihres Lebens mit Liebe, ist hingebungsvoll, standhaft und treu. Beziehungen sind ihre wichtigste Aufgabe, und sie hat keine Angst davor, ihre Gefühle zum Ausdruck zu bringen, da dies für sie ein wesentlicher Aspekt eines Lebens ist, in welchem das Herz im Mittelpunkt steht. Sie ist sinnlich und unkonventionell, verliebt in die Liebe und das Leben. Die Liebende ist ein leuchtendes Beispiel dafür, wie man mit einem offenen und im Fluss befindlichen Herzchakra lebt, die Schönheit in allem sieht und die Liebe in all ihren Ausprägungen erlebt.

In der Geschichte kannten die Griechen sie als Aphrodite, die Römer als Venus. Im Film, der Kunst und der Literatur wird sie als eine Art Verführerin verehrt, aber ihre Rolle umfasst so viel mehr als nur Sex und Intimität. Wie Venus verwendet die Liebende einen Großteil ihrer Energie darauf, ihr Leben zu verschönern, damit sie es lieben kann. Sie liebt die Ästhetik, die Schönheit, die Natur und die Kunst. Sie nimmt sich Zeit, um sich innerlich und äußerlich schön zu fühlen (eine sehr wirkungsvolle Form der Selbstfürsorge), und sorgt für eine schöne Umgebung, wo sie geht und steht.

Wir können uns von der Liebenden abschauen, wie man aus dem Herzchakra heraus lebt. Indem wir ihre liebevolle Art übernehmen, können wir lernen, uns selbst und andere zu lieben und wirklich mit dem Herzen zu leben, sodass wir die Schönheit des Alltags erkennen, beflügelnde Freude erleben und uns an besseren Beziehungen jeder Art erfreuen können.

## STEINE FÜR DAS HERZCHAKRA

Einige der Steine, die dem Herzchakra zugeordnet sind, sind rosa. Doch die Farbe, die traditionell am stärksten mit dem Herzchakra und der Liebe verknüpft ist, ist Grün.

### ROSENQUARZ

Der Rosenquarz ist der bekannteste und beliebteste Stein, um das Herzchakra zu heilen, indem er inneren Schmerz lindert und die emotionale Konditionierung ändert. Er hilft dir, dich zu lieben und dir zu vergeben, und begünstigt Liebe und Schönheit jedweder Art. Es ist sinnvoll, dir diesen Stein in einer Phase der emotionalen Verarbeitung und Heilung ans Bett zu legen. Der Rosenquarz kann auch Menschen auf der Suche nach romantischer Liebe dabei helfen, sie zu finden. Als ich daran arbeitete, meinen Seelenverwandten zu mir zu rufen, trug ich einige Jahre lang ein paar Trommelsteine mit mir.

## MORGANIT

Einer meiner Lieblingssteine, der Morganit, hat wie der Rosenquarz eine rosa Farbe. Auch er heilt das Herzchakra. Er unterstützt den Abbau von emotionalem Schmerz und öffnet das Herz für das Geben und das Empfangen von Liebe. Der Stein ist sehr beliebt, um Veränderungen im Bereich der romantischen Liebe zu unterstützen. Wenn man diesen wunderschönen Stein, der unser Herz fröhlich macht, als Schmuck trägt, unterstützt er die Heilung alter Wunden und hilft, romantische Liebe anzuziehen.

## CHRYSOPRAS

Der Chrysopras ist ein fröhlicher grüner Stein, der die Stimmung hebt. Er ist wunderbar für die Meditation geeignet, denn er hilft uns, persönliche Einsichten zu erlangen, erinnert uns an unsere Verbindung zum Göttlichen und erleichtert die Verbindung zu allen Wesen. Er eignet sich hervorragend, um tiefe emotionale Traumata und Ängste zu heilen, und unterstützt uns dabei, uns selbst und anderen vergangene Ereignisse zu vergeben. Wenn du beim Meditieren einen Trommelstein in der Hand hältst oder auf deinen Altar und/oder an dein Bett legst, während du dein Herzchakra öffnest und ins Gleichgewicht bringst, wird er diesen Prozess unterstützen.

## SMARAGD

Der als Stein der erfolgreichen Liebe bekannte Smaragd fördert Einheit, bedingungslose Liebe, Loyalität und Partnerschaft. Er sorgt für Harmonie in Beziehungen aller Art, begünstigt aber besonders das häusliche

Glück. Der Smaragd wirkt sowohl emotional beruhigend als auch geistig anregend. Dieser hübsche Stein lässt sich sehr gut als Schmuck tragen – eine wunderschöne Möglichkeit, etwas für die Öffnung des Herzchakras zu tun. Du solltest es jedoch nicht übertreiben. Es ist weder nötig noch empfehlenswert, ununterbrochen Smaragde zu tragen.

## ÄTHERISCHE ÖLE FÜR DAS HERZCHAKRA

Es dürfte dich nicht überraschen zu hören, dass die für das Herzchakra empfohlenen ätherischen Öle süß und feminin sind und uns den Zugang zur göttlich-weiblichen Energie dieses mächtigen Chakras erleichtern.

### ROSE

Die süße, liebliche Rose weckt Gefühle der Liebe. Da ist es kein Wunder, dass ihr Duft zu den wirkungsvollsten Aromen der Arbeit mit dem Herzchakra gehört. Womöglich genügt es bereits, am Rosenöl zu schnuppern, um Herz und Kopf zu beruhigen. Du kannst es auch in den Diffuser oder die Duftlampe geben, um eine liebevolle, beruhigende Energie im Raum zu verbreiten. Ich selbst tupfe gern etwas Rosenöl auf Brust und Hals, um Kontakt zu meinem Herzzentrum herzustellen. Es lässt sich auch hervorragend mit einem Trägeröl mischen und für die Massage verwenden.

### JASMIN

Ein weiteres süßes und sinnliches ätherisches Öl ist das Jasminöl. Es ist für seine aphrodisierende Wirkung bekannt, aber es ist auch sehr gut darin, uns emotional zu beruhigen sowie die Wut und den Stress zu lindern, die eine Begleiterscheinung des Festhaltens an alten Wunden sein können. Wenn du dieses Öl mit einem Diffuser im Raum verteilst, sorgt es automatisch für eine beruhigende und sinnliche Atmosphäre. Ich empfehle es wärmstens zum Beduften von Räumen oder als Körperspray.

## LAVENDEL

Das vielseitige Lavendelöl kann für alle Chakras eingesetzt werden. Es ist besonders wirkungsvoll, um emotionalen Stress zu heilen, der sich über das Herzchakra bemerkbar macht, und um Selbstzweifel loszulassen. Es wirkt sehr beruhigend und entspannend, kann wunderbar mit einem Trägeröl gemischt und zur Massage verwendet, in den Diffuser gegeben oder direkt inhaliert werden. Ein Tupfer Lavendelöl auf Brust und Schläfen kann Herzchakrarituale und -meditationen unterstützen.

## NEROLI

Neroliöl wird aus den Blüten eines Orangenbaums gewonnen und hat einen typisch exotisch-floralen Zitrusduft. Es ist ein beliebtes Öl für Massageölmischungen und hat eine sinnliche Grundnote, die körperliche Verbundenheit fördert, aber auch beruhigt. Du kannst direkt daran schnuppern, um die Öffnung des Herzchakras zu unterstützen sowie ein Gefühl von Vertrauen und Sicherheit zu fördern, das der Liebe Einlass gewährt.

# ÖLMISCHUNG »MITGEFÜHL UND VERBUNDENHEIT«

Arbeite mit dieser Mischung, wenn du dein Herzchakra öffnest und ins Gleichgewicht bringst. Sie wird dir helfen, dein Herzzentrum zu heilen und zu öffnen sowie Mitgefühl zu praktizieren. Sie wird es dir auch erleichtern, Kontakt zu dir selbst und anderen herzustellen.

---

### ZUTATEN

2 Esslöffel Jojobaöl (oder ein anderes Trägeröl deiner Wahl)
3 Tropfen Rosenöl
2 Tropfen Jasminöl
2 Tropfen Lavendelöl
1 Tropfen Neroliöl

### ZUBEHÖR

1 dunkle Glasflasche mit 60 Millilitern Fassungsvermögen
1 Pipette

**ERGIBT:** 45 Milliliter

1. Gib das Jojobaöl (mein Lieblingsöl für das Herzchakra) in die dunkle Glasflasche.
2. Füge mit der Pipette die ätherischen Öle hinzu. Verschließe die Flasche und schwenke sie sanft.
3. Massiere bei Bedarf deine Brust, deine Rückenmitte, Schläfen oder Handgelenke damit (nur zur äußerlichen Anwendung).

# VISUALISIERUNG DES HERZCHAKRAS

Du kannst dich mit ein paar Streicheleinheiten auf die Visualisierungsmeditation vorbereiten. Nimm ein reinigendes Bad oder eine Dusche, vielleicht mit Produkten, die nach Rose oder Lavendel duften. (Ich gebe am liebsten Rosenblätter ins Badewasser und verwende ein Badesalz mit Rosenduft.) Gib nach dem Bad die Ölmischung »Mitgefühl und Verbundenheit« (siehe Seite 97) oder etwas Rosenöl direkt auf deine Brust. Du kannst das Öl auch in deine Bodylotion mischen und deinen ganzen Körper damit eincremen. Räuchere deinen heiligen Ort mit einem Bündel weißem Salbei oder einem Palo-Santo-Stab, um die Energie zu reinigen. Gib ein einzelnes Öl oder eine Mischung aus ätherischen Ölen für das Herzchakra in den Diffuser oder entzünde ein Rosenräucherstäbchen und nimm einen Herzchakrastein in die Hand.

1. Leg dich hin und schließe die Augen.
2. Atme tief durch die Nase ein und seufzend durch den Mund wieder aus. Lass zu, dass sich deine Muskeln und dein Körper entspannen. Wiederhole diesen Vorgang so oft, bis du entspannt und meditationsbereit bist.
3. Atme weiter tief durch, leg eine Hand auf deine Brust und stell dir vor, wie dein Atem durch dein Herzzentrum ein- und ausströmt.

4. Wiederhole mit geschlossenen Augen (entweder im Geist oder laut): »Ich weiß, ich bin Liebe, und Liebe ist der Zweck meines Daseins. Deshalb sehe ich mein Herzchakra klar.«
5. Stell dir einen grünen Halbmond in deiner Brust vor. Sieh ihn dir ganz genau an. Welche Farbe hat er und wie groß ist er? Sieh dir seine Abmessungen und alle anderen auffälligen Details an, zum Beispiel, ob er sich dreht oder nicht. Wie fühlt er sich an? Empfängst du irgendwelche Einsichten über Ungleichgewichte oder Blockaden oder das, was du möglicherweise tun musst, um das Herzchakra energetisch ins Gleichgewicht zu bringen?
6. Nimm dir einen Augenblick Zeit, nachdem du dir den Halbmond angesehen und genügend Einsicht in die Funktionsweise deines Herzchakras gewonnen hast, um diesen körperlichen Energiepunkt zu würdigen und dich zu bedanken. Öffne vorsichtig die Augen.

## AKTIVIERUNG DES HERZCHAKRAS

Angesichts des Charakters und der Funktion des Herzchakras ist es eine gute Idee, dich auf seine Aktivierung vorzubereiten, indem du dich ein wenig verwöhnst. Gönn dir etwas liebevolle Pflege, eine Gesichts- oder

Körperbehandlung oder ganz einfach ein Schaumbad, um die Öffnung und den Ausgleich deines Herzchakras bestmöglich zu unterstützen. Reinige wie immer deinen heiligen Ort, um eine geeignete Atmosphäre für einen möglichst geschmeidigen Ablauf dieser Aktivierung des Herzchakras zu schaffen. Räuchere mit weißem Salbei und gib anschließend eine Mischung aus Herzchakraölen in den Diffuser, um für eine Atmosphäre der Entspannung und der Verbundenheit zu sorgen. Du kannst die Aktivierung des Herzchakras auch dadurch unterstützen, dass du grüne Kleidungsstücke – insbesondere Oberteile – trägst.

Diese Aktivierungsübung funktioniert am besten im Liegen oder Sitzen. Komm in eine bequeme Haltung, schließe die Augen und lass dir etwas Zeit, um zur Ruhe zu kommen. Konzentriere dich darauf, langsam und vollständig durchzuatmen. Lockere und entspanne deine Muskeln, sodass du dich weich und geschmeidig fühlst.

1. Leg eine Hand auf dein Herzzentrum, die andere auf deinen Bauch. Atme nun in deinen Bauch, lass den Atem dann in dein Herzzentrum hinauffließen und spüre, wie es sich ausdehnt und hebt. Nimm wahr, wie sich deine Brust beim Ausatmen senkt, während die Luft aus deinem Körper strömt und dein Bauch sich zusammenzieht.
2. Wiederhole diesen Vorgang noch ein paarmal mit langsamen, tiefen Atemzügen. Stell dir dann vor, dass beim Ein- und Ausatmen mit deinem Atem ein grünes Licht deine Brust erfüllt.

3. Richte dein inneres Auge auf den grünen Halbmond in deiner Brust, der dein Herzchakra symbolisiert. Stell dir vor, wie das grüne Licht in deiner Brust diesen Halbmond füllt, der mit jedem Atemzug größer und lebendiger wird. Sieh vor deinem geistigen Auge, wie er sich ausdehnt, bis er den gesamten Brustraum ausfüllt, sich langsam in Bewegung setzt und immer schneller dreht, bis er nicht mehr als Mond zu erkennen und nur noch ein leuchtend grüner Lichtwirbel ist, der deine Brust und den Rest deines Körpers füllt.
4. Leg beide Hände auf deine Brust, während dieses grüne Licht in deinen Körper strömt, und spüre, wie sie weit und weich wird. Visualisiere die Energie, die von diesem grünen Mond und deinem Herzchakra aus durch deinen Körper fließt. Du kannst sie dir als ein grünes Licht vorstellen, das dein ganzes physisches Sein durchdringt.
5. Empfinde Liebe und Mitgefühl für dich selbst, während du in deiner Vorstellung siehst und spürst, wie sich diese Energie in deinen Körper ergießt. Nimm wahr, wie diese Liebe dein ganzes physisches Sein mit Freude erfüllt. Öffne vorsichtig die Augen.

# TAGEBUCH-ÜBUNG ZUM HERZCHAKRA

Koch dir einen Kamillen-, Rosen- oder Lavendeltee (eine Mischung aus Rose und Kamille schmeckt köstlich). Gib dann ein paar ätherische Öle für das Herzchakra in den Diffuser, zünde eine nach Rose oder Jasmin duftende Kerze oder ein Räucherstäbchen an. Trag deine Steine für das Herzchakra zusammen. Nimm dir beim Teetrinken ein paar Minuten Zeit, um die Steine in einer Hand zu halten und dich mit ihrer Macht zu verbinden. Tupfe ein paar Tropfen der Ölmischung »Mitgefühl und Verbundenheit« (siehe Seite 97) oder Jasminöl auf Hals, Handgelenke und Schläfen. Massiere auch einen oder zwei Tropfen in deine Brust. Schließe die Augen und atme ein paarmal tief durch dein Herzzentrum ein und aus.

Öffne vorsichtig die Augen und notiere, was du bei der Visualisierung und Aktivierung deines Herzchakras erlebt hast. Was hast du über dein Herzchakra und die Symptome einer übermäßigen oder unzureichenden Aktivierung gelernt? Kennst du einige der erwähnten Symptome oder Beschwerden? Notiere dir auch alle weiteren Erkenntnisse über das, was du tun musst, damit das Herzzentrum vollständig geöffnet und im Gleichgewicht ist und optimal funktioniert. Lass dich dabei von folgenden Fragen leiten:

- Liebst du dich selbst und andere?
- Kannst du dir selbst und anderen vergeben?
- Liebst du das Leben?

- Empfindest du Frieden?
- Glaubst du, dass alle Menschen miteinander verbunden sind?
- Kannst du die Verbindung zwischen dir und anderen sehen?
- Gibt es Freude in deinem Leben, und auf welche Weise würdest du gern noch mehr davon in dein Leben bringen?

## AFFIRMATIONEN FÜR DAS HERZCHAKRA

Während du dein Herzchakra öffnest und ausgleichst, solltest du die entsprechenden Affirmationen mehrmals täglich wiederholen. Selbstliebe ist die Grundlage dafür, dass wir wichtige Meilensteine in unserem Leben erreichen. Da ist es hilfreich, diese Affirmationen regelmäßig auszusprechen, um dich an dein wahres Wesen zu erinnern, damit du Wertschätzung für dich empfinden kannst und leichter Kontakt zu anderen findest. Wie bei allen anderen Affirmationen gilt, dass du sie auch im Stillen und im Rahmen einer Meditationspraxis wiederholen kannst. Um den größtmöglichen Nutzen zu erzielen, solltest du während des Rituals zumindest einen Teil davon laut aussprechen.

Massiere zunächst sanft ein wenig von der Ölmischung »Mitgefühl und Verbundenheit« (siehe Seite 97) oder Rosenöl in deine Brust. Komm in eine aufrechte Stand- oder Sitzhaltung mit hoch erhobenem Kopf und beiden Füßen fest auf dem Boden. Stell dir bei der Wiederholung der einzelnen Affirmationen vor, wie ein grünes Licht dein Herzzentrum füllt und mit jeder Affirmation kräftiger und leuchtender wird. Spüre, dass dieses Licht die reine, liebevolle Essenz deines wahren Selbst ist. Spüre, wie mit jeder Affirmation ein Gefühl von Liebe, Frieden und Freude dein ganzes Herzzentrum und deinen ganzen Körper erfüllt.

- Ich weiß, dass in Wahrheit alle Menschen miteinander verbunden sind und die Liebe unser wahres Wesen ist.
- Liebe ist die Grundlage meines Handelns.
- Ich empfinde Liebe und Mitgefühl für mich selbst und andere.
- Ich bin in Frieden mit mir selbst und anderen.
- Ich finde Freude und Verbundenheit in meinem Alltag.
- Ich liebe rückhaltlos und frei.
- Ich werde unaufhörlich von Liebe durchströmt.
- Ich verströme Liebe, und sie kehrt tausendfach vermehrt zu mir zurück.
- Das Universum umgibt mich mit Liebe.
- Ich sehe und erlebe Schönheit, wohin ich auch gehe.

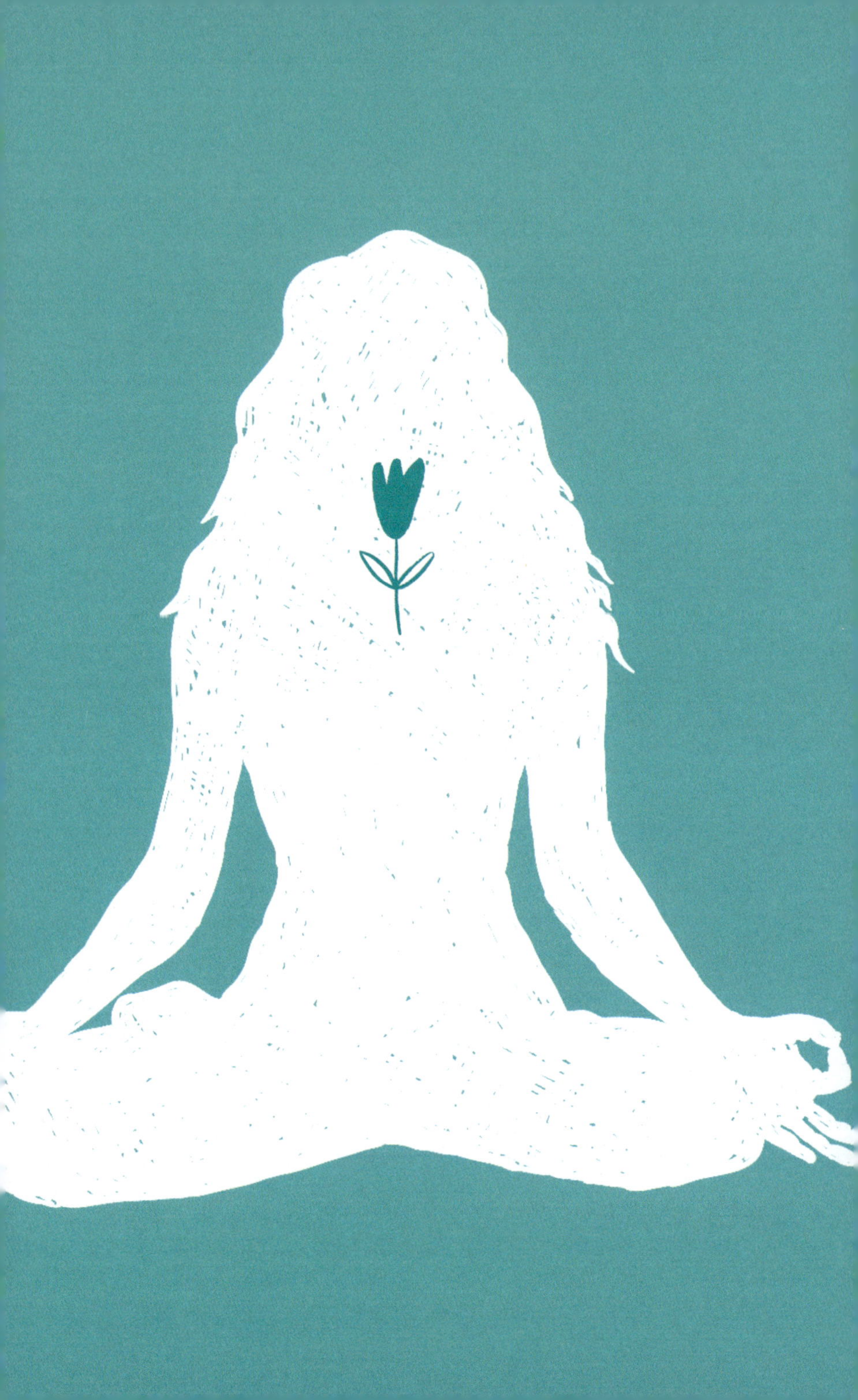

## SECHS

# DAS KEHLCHAKRA

WORTE HABEN DIE MACHT,
ZU ZERSTÖREN ODER ZU HEILEN.
WENN WORTE WAHR UND
ZUGLEICH GÜTIG SIND, KÖNNEN
SIE UNSERE WELT VERÄNDERN.

*Dem Buddha zugeschrieben*

Das Kehlchakra ist das fünfte und damit erste der sogenannten oberen Chakras (bestehend aus Kehl-, Stirn- und Kronenchakra), die als die spirituellen und metaphysischen Energiezentren gelten. Es ist der Zugang zu den höheren spirituellen Ebenen. Die Mystiker des Altertums bezeichneten ein gesundes Kehlchakra als den »Mund Gottes«. Dahinter steht die Vorstellung, dass wir einerseits die göttliche Weisheit hören und verkünden, andererseits der eigenen Seele Ausdruck verleihen können. Wie der Name verrät, befindet es sich im Kehlbereich, wird aber auch mit Mund, Zunge, Hals, Ohren, Schilddrüse und Nebenschilddrüse in Verbindung gebracht. Auf Sanskrit wird das Kehlchakra *Vishuddha* genannt, was sich frei mit »Reinheit« übersetzen lässt. *Shuddi* bedeutet »rein«, die Vorsilbe *vi* verstärkt das Wort (*vi* ist eine Wortwurzel), demnach lautet die wörtliche Übersetzung »besonders rein«.

# ENTSPRECHUNGEN

**FARBE**

Türkisblau

**ELEMENT**

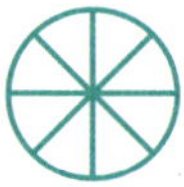

Äther

**SYMBOL**

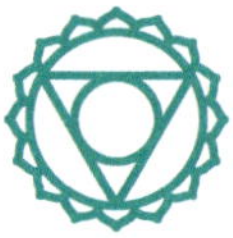

**FORM**

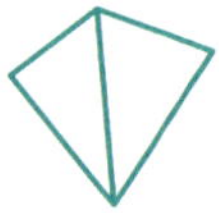

Umgekehrte Pyramide

**PLANET**

☿ Merkur

**TIERKREISZEICHEN**

♊ Zwillinge

♍ Jungfrau

**STEINE**

Lapislazuli
Blauer Schichtachat
Aquamarin
Türkis

**GÖTTINNEN-ARCHETYP**

Die Kommunikatorin

**TIER**

Elefant

**ÄTHERISCHE ÖLE**

Eukalyptus
Nelke
Teebaum
Pfefferminze

Das Kehlchakra ist das Energiezentrum der Sprache und der Kommunikation und steht in direktem Zusammenhang mit unserer moralischen Integrität. Da auch die Ohren diesem Energiepunkt zugeordnet sind, ermöglicht es uns, die innere Stimme unserer Intuition zu hören. Wenn dieses Energiezentrum offen und im Gleichgewicht ist, haben wir auch die Fähigkeit zu kreativem Ausdruck.

## UNGLEICHGEWICHT IM KEHLCHAKRA

Ein Ungleichgewicht im Kehlchakra kann eine Fülle von körperlichen, emotionalen und spirituellen Problemen nach sich ziehen – je nachdem, ob das Chakra übermäßig oder unzureichend aktiv ist. Im Falle eines überaktiven Kehlchakras ertappst du dich vielleicht dabei, dass du anderen gegenüber übermäßig kritisch bist oder zu hart über sie urteilst – möglicherweise hast du auch eine Tendenz, über andere zu lästern. Es kann vorkommen, dass du ohne Punkt und Komma redest, extrem laut oder schrill bist; womöglich schreist du sogar. Vielleicht fällst du auch anderen ins Wort und reißt Unterhaltungen an dich. Gleichzeitig hindern dich das ständige Reden und die große Lautstärke daran, deine innere Stimme zu hören, sodass dein Leben nicht im Einklang mit deiner Wahrheit ist. Zum Ausgleich neigst du dann vielleicht dazu, alles übermäßig zu analysieren und zu intellektualisieren. Das liegt daran, dass du die Verletzlichkeit scheust, die entsteht, wenn du dich deinen Gefühlen stellst und versuchst, deine wahren Emotionen zu verstehen.

Bei einem trägen Kehlchakra wirst du deine Gefühle eher unterdrücken und Angst davor haben, deine Wahrheit zu sagen. Vielleicht bist du schüchtern, verhaspelst dich oder stotterst gar. Du schluckst so manche Äußerung hinunter, was zu Lasten deiner Authentizität und Integrität geht. Dies kann als Introvertiertheit, Schüchternheit, Unsicherheit und auch dadurch zum Ausdruck kommen, dass du sehr leise oder zaghaft sprichst. Möglicherweise fällt es dir auch schwer, zu deiner Kreativität zu stehen. Du spürst eine künstlerische Blockade und verdrängst deine Ideen und Erkenntnisse.

Hinweise auf ein Ungleichgewicht im Kehlchakra können sich körperlich und emotional bemerkbar machen. Dabei können sich unter anderem folgende Symptome zeigen:

- Sprachstörungen, einschließlich Stottern und Lispeln
- Halsschmerzen oder Kehlkopfentzündung
- Schmerzen im Mund oder Kiefer
- Halsentzündungen
- Aphten
- Hörprobleme
- Ohrenentzündungen
- Nackenschmerzen
- Schilddrüsenprobleme
- Hormonelle Störungen

## WENN SICH DAS KEHLCHAKRA ÖFFNET

Da das Kehlchakra in erster Linie für deine Stimme zuständig ist, wirst du vermutlich feststellen, dass die Worte mühelos aus dir herausfließen und du gar keine andere Wahl hast, als zu sagen, was du denkst. Möglicherweise ertappst du dich dabei, dass du auf einmal gar nicht mehr aufhören kannst, zu reden oder zu singen, während du dir früher auf die Zunge gebissen hast. Plötzliche Kreativitätsschübe und ein Bedürfnis nach Kommunikation und »stimmlichem« Selbstausdruck aller Art – Singen, Reden, Schreiben und so weiter – sind eindeutige Anzeichen dafür, dass sich dein Kehlchakra öffnet. Während du dieses Chakra ins Gleichgewicht bringst, kann es vorkommen, dass du deine Stimme verlierst oder Hals-/Nackenprobleme bekommst, die dir das Sprechen vorübergehend körperlich erschweren.

Da auch deine innere Stimme und deine Ohren in den Zuständigkeitsbereich dieses Chakras fallen, solltest du darauf gefasst sein, dass sich dein Gewissen sehr viel deutlicher zu Wort melden wird. Bei Öffnung und Ausgleich des Kehlchakras kann es nützlich sein, das Tagebuch stets griffbereit zu haben, da du möglicherweise viele intuitive und kreative Einfälle hast. Wie beim Öffnen der anderen Chakras sind gewisse emotionale Turbulenzen normal.

Falls du ein träges Kehlchakra hast, können unterdrückte Gefühle frei werden, während du allmählich deine Wahrheit und deine echten Gefühle zum Ausdruck bringst. Als ich dieses Chakra ins Gleichgewicht brachte, schrie ich plötzlich all das aus mir heraus, was ich so viele Jahre unterdrückt hatte. Ich musste so heftig weinen, dass ich dachte, ich hätte keine Tränen mehr. Das war natürlich nicht so, und irgendwann habe ich dann doch aufgehört zu weinen. All das war zwar zeitweise eine akute emotionale Belastung, aber auch eine Art Befreiung, und innerhalb weniger Tage ging es mir nicht nur besser; ich konnte auch die Stimme meiner Intuition viel klarer hören und hatte viele kreative Einsichten. Dies führte dazu, dass viele Projekte entstanden, und ich konnte nicht aufhören, Tagebuch zu schreiben! Der Schmerz hatte einen Zweck.

Wenn du ein übermäßig aktives Kehlchakra ins Gleichgewicht bringst, empfindest du vielleicht Schuld und Scham über dein bisheriges Verhalten, und die Verarbeitung deiner Gefühle kann emotional schmerzhaft sein. Doch alle Heilungskrisen sind vorübergehend und für den körperlichen, geistigen und seelischen Neustart erforderlich.

## GÖTTINNEN-ARCHETYP: DIE KOMMUNIKATORIN

Die Kommunikatorin verkörpert die höchsten Schwingungsbereiche des Kehlchakras. Sie drückt sich klipp und klar aus, vermag ebenso gut zuzuhören wie zu sprechen. Es fällt ihr leicht, ihre Wahrheit zum Ausdruck zu bringen, und von anderen wird ihre Stimme als aufrichtig empfunden. Sie weiß, wann man lieber schweigen sollte und wann man sich zu Wort melden muss. Sie ist kreativ und ausdrucksstark, ein gutes Vorbild und hilft anderen, Zugang zur eigenen göttlichen Wahrheit zu finden. Sie ist integer und ebenso offen wie scharfsichtig, ebenso gut informiert wie informativ. Die Kommunikatorin zeigt ihre Gefühle, statt sie zu unterdrücken. Sie weiß, dass man seine Gefühle verarbeiten kann, indem man sie auf gesunde Weise zum Ausdruck bringt.

In der Geschichte, der Mythologie, Kunst und Literatur wird der Archetyp des Kommunikators meist männlichen Figuren zugeordnet, zum Beispiel Hermes in der griechischen oder Merkur in der römischen Mythologie. Da dieser Archetyp genau wie alle anderen männlich oder weiblich sein kann, solltest du an dieser Stelle an ein Vorbild (aus der Vergangenheit oder der Gegenwart, an eine reale Person oder einen fiktiven Charakter) mit den oben beschriebenen Eigenschaften der Kommunikatorin denken. Indem wir die Charakterzüge der Kommunikatorin übernehmen, können wir lernen, unsere Wahrheit und unsere Persönlichkeit zum Ausdruck zu bringen, uns zu Wort zu melden, wenn es nötig ist, zu schweigen, wenn es angemessen ist, und unsere Stimme als eine positive Kraft einzusetzen.

## STEINE FÜR DAS KEHLCHAKRA

Du wirst sehen, dass die Steine für das Kehlchakra oft blau sind und Ähnlichkeit mit der Farbe haben, die diesem Chakra zugeordnet ist, sodass sie dieses Energiezentrum wirkungsvoll aktivieren und ins Gleichgewicht bringen können.

### AQUAMARIN

Dieser wasserblaue Stein wirkt stark ausgleichend und vermittelt die beruhigende Energie, die uns auch dann erfüllt, wenn wir Zeit im oder am Meer verbringen. Der Aquamarin ist einer der wirkungsvollsten Steine, um das Kehlchakra zu öffnen und auszugleichen. Ich meditiere gern im Liegen und lege dabei sacht einen kleinen Trommelstein auf meine Kehle. Er soll mir helfen, klar und voller Selbstvertrauen zu sprechen.

## TÜRKIS

Der für seine Schutzwirkung bekannte Türkis ist ein Heilstein, der spirituelle Verbundenheit unterstützt und auf vielfältige Weise der Seele den Weg ebnet, damit sie zu ihrem Ausdruck zurückfindet. Während wir das Kehlchakra öffnen und ausgleichen, ist es sehr hilfreich, Türkisschmuck zu tragen – am besten eine Kette, die wir um den Hals tragen.

## BLAUER SCHICHTACHAT

Auch dieser wunderschöne Stein hat eine stark heilende und ausgleichende Wirkung auf das Kehlchakra. Er lindert einige der körperlichen Symptome, die mit einer Stagnation im fünften Chakra einhergehen, was davon kommt, dass wir unsere Gedanken und Gefühle unterdrücken. Der blaue Schichtachat unterstützt auch den Ausdruck spiritueller und persönlicher Wahrheiten. Ich lege gern einen Rohstein auf den Schreibtisch an meinem heiligen Ort, wo ich meine Tagebuchnotizen mache. Er hilft mir, Kontakt zu meiner inneren Wahrheit aufzunehmen und sie sprachlich voll zum Ausdruck zu bringen.

## LAPISLAZULI

Im Alten Ägypten galt der Lapislazuli als Stein der Könige, und es hieß, die Seele der Götter würde darin wohnen. Er verstärkt die Kraft des gesprochenen Worts und erzeugt Harmonie zwischen unserem Denken, unserem Fühlen, unserem Körper und unserem Geist. Seine außergewöhnlich hohe Schwingung regt höhere geistige Tätigkeiten an und fördert die Kreativität. Eine mittelgroße Lapislazulikugel ist ein wunderbares Hilfsmittel: Du kannst sie beim Meditieren in der Hand halten oder neben dich legen.

## ÄTHERISCHE ÖLE FÜR DAS KEHLCHAKRA

Die für das Kehlchakra empfohlenen ätherischen Öle haben allesamt ein sehr kräftiges Aroma und eine abschwellende Wirkung. Beides befreit die Bereiche des Körpers, die diesem Energiezentrum zugeordnet sind, und verhilft dazu, dass das Potenzial des Kehlchakras voll ausgeschöpft werden kann.

### EUKALYPTUS

Das Eukalyptusöl mit seinem kräftigen, klaren und stimmungsaufhellenden Duft erfrischt und stimuliert den Geist. Es sorgt für offene Atemwege. Energetisch begünstigt es einen klaren Geist und eine klare Kommunikation. Während des Ausgleichs und der Öffnung deines Kehlchakras kannst du mit Eukalyptusöl die körperlichen Symptome eines Ungleichgewichts wie eine verstopfte Nase und/oder Halsschmerzen lindern – ob du direkt daran schnupperst oder es mit heißem Wasser aufgießt und inhalierst.

### NELKE

Das aus Südostasien stammende Nelkenöl hat – gemäß seiner Herkunft – ein sehr kräftiges, würziges Aroma. Es wirkt antimikrobiell und schmerzlindernd und kommt oft bei der Behandlung von Atemwegserkrankungen zum Einsatz. Nelkenöl hilft, das Kehlchakra zu öffnen und die körperlichen Symptome eines Ungleichgewichts zu behandeln. Ein hilfreiches Ritual für das fünfte Chakra ist es, mehrmals täglich einige Tropfen Nelkenöl in warmes Wasser zu geben und damit zu gurgeln.

## TEEBAUM

Das auch unter der Bezeichnung Melaleucaöl bekannte Teebaumöl hat einen charakteristischen medizinischen Duft. Dieses reinigende Öl erfüllt zahlreiche medizinische Zwecke und dient zum Beispiel zur Behandlung von Erkältungen, Wunden, Infektionen, Halsschmerzen und Hautproblemen (es ist mein Lieblingsmittel gegen Pickel!). Du kannst es wunderbar zur Herstellung eines einfachen Sprays zur Reinigung deines heiligen Orts und deiner Person verwenden, während du an der Öffnung des Kehlchakras arbeitest.

## PFEFFERMINZE

Pfefferminzöl riecht frisch und wirkt stimmungsaufhellend. Es enthält kühlendes Menthol. Ich verwende gern ein paar Tropfen Pfefferminzöl zur Dampfinhalation. Es verhilft mir immer dann zu einem klaren Kopf und freien Nasennebenhöhlen, wenn ich vor einem kreativen Brainstorming oder einer wichtigen Begegnung energetisch umschalten muss.

# ÖLMISCHUNG »KLARE KOMMUNIKATION«

Diese Mischung für das Kehlchakra soll dir zu einem authentischen, klaren und selbstsicheren Ausdruck verhelfen. Sie wird dich dabei unterstützen, das fünfte Chakra zu öffnen, es auszugleichen und dieses Gleichgewicht zu bewahren. Während du das Kehlchakra ausgleichst, kannst du sie regelmäßig einsetzen, sonst nach Bedarf.

### ZUTATEN

2 Esslöffel Kokosöl (oder ein anderes Trägeröl deiner Wahl)
2 Tropfen Eukalyptusöl
2 Tropfen Pfefferminzöl
1 Tropfen Nelkenöl
1 Tropfen Teebaumöl

### ZUBEHÖR

1 dunkles Glas mit Schraubdeckel und ca. 60 ml Fassungsvermögen oder eine dunkle Glasflasche, 1 Pipette

**ERGIBT:** 45 Milliliter

1. Lass das Kokosöl zunächst im Wasserbad schmelzen, falls es fest ist. Gib es dann in das Schraubglas oder die Glasflasche.
2. Füge mit der Pipette die ätherischen Öle hinzu. Verschließe das Gefäß und schwenke es sanft.
3. Reibe bei Bedarf deinen Hals- und Kehlbereich mit dieser Mischung ein. Du kannst auch direkt daran riechen (nur zur äußerlichen Anwendung).

# VISUALISIERUNG DES KEHLCHAKRAS

Es ist wichtig, dass du vor der Visualisierungsmeditation den Kopf frei machst und deine Atemwege reinigst. Verwende eine Mischung aus Pfefferminz- und Teebaumöl zur Dampfinhalation. Räuchere deinen heiligen Ort mit einem Bündel weißem Salbei oder einem Palo-Santo-Stab und gib anschließend etwas Eukalyptusöl in den Diffuser oder die Duftlampe. Massiere Hals und Kehle sanft mit ein paar Tropfen der Ölmischung »Klare Kommunikation« (siehe Seite 117) oder Pfefferminzöl. Hol dir ein paar deiner Kehlchakrasteine zur energetischen Unterstützung.

1. Leg dich hin und schließe die Augen.
2. Atme tief durch die Nase ein und seufzend durch den Mund wieder aus. Lass zu, dass sich deine Muskeln und dein Körper entspannen. Wiederhole diesen Vorgang so oft, bis du entspannt und meditationsbereit bist.
3. Atme weiter tief durch, leg deine Hände locker um deinen Hals und stell dir vor, wie dein Atem durch deine Hände ein- und ausströmt.
4. Wiederhole mit geschlossenen Augen (entweder im Stillen oder laut): »Ich weiß um den Wert einer klaren und authentischen Kommunikation und die Macht meiner Worte. Deshalb wertschätze ich das

Energiezentrum für meine Stimme und meinen kreativen Ausdruck und sehe es jetzt klar.«

5. Stell dir eine blaue, auf der Spitze stehende Pyramide im Bereich deiner Kehle unter deinen Händen vor. (Du kannst die Hände auch wegnehmen, wenn du sie als unangenehm empfindest, und dich nur in Gedanken auf deine Kehle konzentrieren.) Sieh dir die Pyramide ganz genau an. Nimm ihre exakte Blauschattierung, ihre Größe sowie alle anderen Details wahr. Welche Abmessungen hat sie? Dreht sie sich oder nicht? Empfängst du irgendwelche Einsichten über Ungleichgewichte oder Blockaden deines Kehlchakras und über das, was du möglicherweise tun musst, um es in ein harmonisches Gleichgewicht zu bringen?
6. Nimm dir, nachdem du dir die Pyramide angesehen und genügend Einsicht in die Funktionsweise deines Kehlchakras gewonnen hast, einen Augenblick Zeit, um diesen Energiepunkt deines Körpers zu würdigen und dich zu bedanken. Öffne vorsichtig die Augen.

# AKTIVIERUNG DES KEHLCHAKRAS

Nimm dir Zeit für die energetische Reinigung sowohl deiner selbst als auch deines Raums, um die mächtige göttliche Aktivierung dieses fünften Chakras so gut wie möglich zu unterstützen. (Eine Empfehlung für ein vorbereitendes Ritual ist eine reinigende Dusche oder ein reinigendes Bad mit ein paar Tropfen Eukalyptusöl.)

Räuchere mit einem Bündel weißem Salbei oder einem Palo-Santo-Stab, um den Raum zu reinigen. Gib ein paar Tropfen der Ölmischung »Klare Kommunikation« (siehe Seite 117) oder Eukalyptusöl auf deine Kehlchakrasteine und leg sie bereit: Du wirst sie zur Aktivierung benötigen.

1. Diese Aktivierung funktioniert am besten im Liegen oder Sitzen. Komm in eine bequeme Haltung, schließe die Augen und lass dir etwas Zeit, um zur Ruhe zu kommen. Konzentriere dich darauf, langsam und vollständig durchzuatmen. Entspanne und lockere deine Muskulatur, sodass du dich weich und geschmeidig fühlst.
2. Streiche mit einem deiner mit Öl benetzten Kehlchakra-Trommelsteine vorsichtig über deinen Hals und konzentriere dich dabei auf den Kehlbereich. Du kannst den Stein in deine Kehlgrube legen, wenn du dies als angenehm empfindest.

3. Stell dir deinen Atem nun als wunderschönes blaues Licht vor, das beim Einatmen in deine Kehle strömt und sich beim Ausatmen in deinen ganzen Hals ergießt.
4. Richte dein geistiges Auge auf die umgekehrte blaue Pyramide, die dein Kehlchakra symbolisiert. Visualisiere sie am unteren Halsende. Stell dir vor, wie dein Atem und das strahlend blaue Licht die blaue Pyramide füllen und festigen. Sieh vor deinem geistigen Auge, wie die blaue Pyramide mit jeder Ein- und Ausatmung größer und heller wird, bis sie deinen ganzen Hals ausfüllt.
5. Stell dir vor, wie das blaue Licht aus dieser Pyramide in den Rest deines Körpers strömt, und spüre, wie sich alle Blockaden oder Hindernisse auflösen, die dich an einem wahrhaftigen Ausdruck hindern. Gestatte dir ein Gefühl von Selbstvertrauen und Frieden, während du deine innere Stimme hören, deine Intuition nutzen und göttlichen Ausdruck empfangen kannst. Lass dich vom Anblick dieses blauen, durch deinen Körper wirbelnden Lichts dazu inspirieren, das Wort zu ergreifen und deine Wahrheit kundzutun.
6. Empfinde mit jedem Atemzug ein Gefühl des Selbstvertrauens und des Friedens, weil du zuhören, sprechen und schöpferisch tätig sein kannst, so wie es für dich und für alle anderen am besten ist. Gib

dir die Erlaubnis, deine Stimme auf irgendeine Weise erklingen zu lassen. Du könntest summen, ein Mantra wiederholen, singen oder rufen.

7. Visualisiere, wie die Energie dieser blauen Pyramide und deines Kehlchakras durch deinen ganzen Körper strömt. Du kannst sie dir als türkisfarbenes Licht vorstellen, das dein ganzes physisches Sein durchdringt.
8. Spüre, wie sich diese Energie in deinen Körper ergießt, und empfinde währenddessen tiefe Dankbarkeit dafür, dass dieses Energiezentrum störungsfrei funktioniert. Öffne vorsichtig die Augen.

## TAGEBUCH-ÜBUNG ZUM KEHLCHAKRA

Koch dir zunächst einen erfrischenden Minztee. Trage deine Kehlchakrasteine zusammen und leg sie dort bereit, wo du Tagebuch schreiben wirst. Gib etwas Eukalyptus- und Teebaumöl in den Diffuser. Massiere deinen Hals- und Kehlbereich sanft mit ein paar Tropfen der Ölmischung »Klare Kommunikation« (siehe Seite 117) oder eines anderen ätherischen Öls für das Kehlchakra. Betupfe auch Schläfen und Handgelenke damit und nimm ein paar tiefe Atemzüge von der Duftmischung.

Beschäftige dich nun mit deinem Tagebuch und notiere dir alles, was dir zur Visualisierung und Aktivierung deines Kehlchakras eingefallen ist. Was hast du über dein Kehlchakra gelernt – vor allem über die Ungleichgewichte? Kennst du einige dieser Symptome oder Beschwerden? Hast du weitere intuitive Erkenntnisse über die Energien des Kehlchakras und darüber gewonnen, wie du dich vollständig und authentisch ausdrücken und wie du kommunizieren kannst? Lass dich bei deinen Überlegungen von folgenden Fragen leiten:

- Kommunizierst du immer offen, ehrlich und klar?
- Weißt du, wann du sprechen und wann du schweigen musst?
- Bist du dir selbst und anderen gegenüber ehrlich?
- Hörst du – geistig, körperlich und seelisch – in dich hinein, sodass du deine Wahrheit kennst?
- Kannst du den Zusammenhang zwischen der Kreativität und deinem einzigartigen Geist sehen?
- Wie kannst du in deinem Leben kreativer werden?
- Gestattest du dir, dich in irgendeiner Form kreativ auszudrücken?

## AFFIRMATIONEN FÜR DAS KEHLCHAKRA

Während du dein Kehlchakra öffnest und ins Gleichgewicht bringst, solltest du die Affirmationen dafür mehrmals täglich wiederholen. Sie geben auch einen hilfreichen Energieschub vor einem wichtigen

Gespräch, unterstützen die offene Kommunikation oder kreative Vorhaben. Du solltest sie am besten laut aussprechen, singen oder ausrufen, damit du deine Stimme fühlen kannst, während du offen und authentisch dein göttliches Recht auf Kommunikation und Selbstausdruck bekräftigst.

Unterstütze diesen Prozess mit einem der ätherischen Öle für das Kehlchakra, indem du daran schnupperst oder es zur Dampfinhalation verwendest. Betupfe deinen Hals mit der Ölmischung »Klare Kommunikation« (siehe Seite 117) oder etwas Pfefferminzöl. Komm in eine aufrechte Stand- oder Sitzhaltung, lass deine Schultern sinken, hebe deinen Kopf und strecke deinen Hals. Visualisiere beim Wiederholen der einzelnen Mantras, wie ein strahlendes blaues Licht in deinen Hals strömt und aus deinem Mund entweicht. Erlaube diesem Licht, dich mit Selbstvertrauen und Klarheit zu erfüllen, während du deine Wahrheit würdigst und zum Ausdruck bringst.

- Es ist ungefährlich und mein göttliches Recht, meine Wahrheit zum Ausdruck zu bringen.
- Ich liebe und akzeptiere meine Stimme und melde mich zu Wort.
- Ich kommuniziere klar und selbstbewusst.
- Ich kenne die Macht meiner Worte und meines Schweigens.
- Ich weiß, wann ich zuhören und wann ich sprechen muss.
- Ich sage ehrlich, wer ich bin und was ich empfinde.

- Ich drücke mich gern aus und finde kreative Möglichkeiten dafür.
- Ich lebe in meiner Wahrheit. Ich tue meine Wahrheit kund. Ich bin meine Wahrheit.

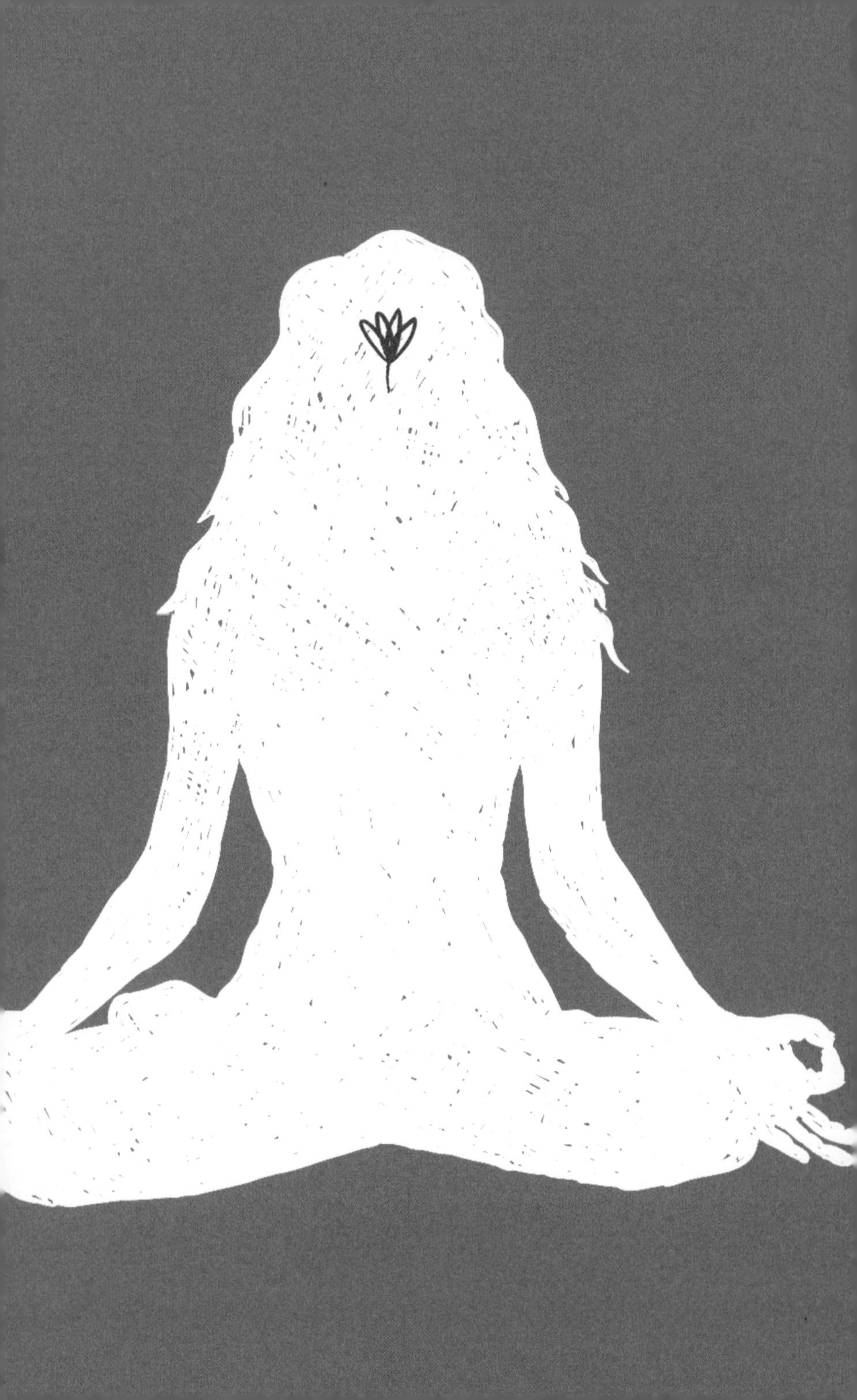

## SIEBEN

# DAS STIRNCHAKRA

INTUITION IST SEHEN
MIT DER SEELE.
*Dean Koontz*

Das Stirnchakra ist der sechste Hauptenergiepunkt des Körpers und befindet sich an der Stirn zwischen den Augenbrauen. Es wird auch oft als Zirbeldrüsenchakra bezeichnet – eine Anspielung auf den Sanskritbegriff *Ajna*, der sich mit »wahrnehmen« und »jenseits der Weisheit« übersetzen lässt. Das Stirnchakra ist das Energiezentrum des Verstandes. Die Weisen des Altertums hielten es für den Sitz übersinnlicher Fähigkeiten, denn es steuert Intuition und Weitblick. Es wird auch Drittes Auge genannt, weil es unsichtbar ist und Dinge »sieht«, die nicht ohne Weiteres sichtbar sind. Wenn dieses Chakra voll aktiviert und harmonisch im Fluss ist, regt es die rechte (kreative und spirituelle) und die linke (logische und rationale) Gehirnhälfte zur Zusammenarbeit an, sodass der Verstand gut geerdet ist. Bei einem voll funktionsfähigen Stirnchakra können wir uns auf unsere Intuition verlassen, uns auf dem selbstgewählten Weg wohlfühlen und sowohl unsere Gefühle als auch Fakten beim Fällen wichtiger Entscheidungen berücksichtigen. Dadurch entsteht das Gefühl, in innerer Harmonie zu leben.

## UNGLEICHGEWICHT IM STIRNCHAKRA

Bei einem übermäßig aktiven Stirnchakra können unter Umständen starke psychische und physische Symptome auftreten. Wahrscheinlich werden wir uns auf der geistigen Ebene überfordert und erschöpft fühlen. Unsere Fantasie kann mit uns durchgehen und dadurch unsere Intuition und unsere Fähigkeit trüben, Fakten von Gefühlen zu unterscheiden. Es kann vorkommen, dass wir übertrieben subjektiv sind, die Dinge aus einer eingeschränkten Perspektive betrachten und dadurch engstirnig und unflexibel werden. Womöglich macht der Verstand auf Kosten unserer emotionalen und spirituellen Bedürfnisse Überstunden. Wir können ein verzerrtes Bild von uns selbst haben und uns schwertun, uns selbst und damit auch unseren Schatten zu akzeptieren. Dabei handelt es sich im Grunde um unser unbewusstes Selbst – die Eigenschaften und Verhaltensautomatismen, die tief in unserem Unterbewussten wurzeln und oft als unschöne Eigenschaften oder Verhaltensweisen zutage treten. Jeder von uns hat eine Schattenseite, und es geht nicht darum, sie loszuwerden, sondern vielmehr darum, sie zu verstehen und sich um ihre Transformation zu bemühen. In manchen Fällen stellen wir bei einem überaktiven Stirnchakra vielleicht auch fest, dass unsere Fähigkeit, Dinge vorauszusehen, die noch nicht geschehen sind, übermäßig aktiv ist. Dies kann überwältigend, ja sogar ein wenig beängstigend sein. (Mir ist es so ergangen, und es war eine heftige und verwirrende Erfahrung!)

Bei einem trägen oder blockierten Stirnchakra dürfte es uns an einem Gefühl von Sinnhaftigkeit und am Glauben an den von uns gewählten Weg fehlen. Womöglich fühlen wir uns energetisch ausgelaugt und uninspiriert und tun uns schwer, einen tieferen Sinn in unserem Leben

# ENTSPRECHUNGEN

**FARBE**

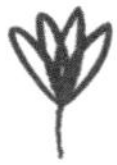

Indigoblau

**ELEMENT**

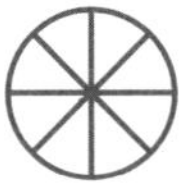

Licht

**SYMBOL**

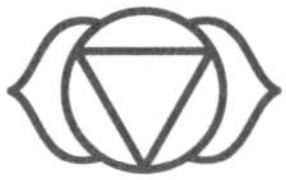

**FORM**

Fünfzackiger Stern

**PLANETEN**

♃ Jupiter

♄ Saturn

**TIERKREISZEICHEN**

♐ Schütze

♑ Steinbock

**STEINE**

Saphir
Coelestin
Labradorit
Azurit

**GÖTTINNEN-ARCHETYP**

Die weise Frau

**TIER**

Falke

**ÄTHERISCHE ÖLE**

Sandelholz
Bergamotte
Patschuli
Vetiver

zu erkennen. Dies verursacht Niedergeschlagenheit, Skepsis und Angst vor dem Unbekannten. Wenn das Dritte Auge blockiert ist, fehlt uns die Intuition, bekommen wir keinen Zugang zu ihr oder misstrauen allen intuitiven Gedanken. Wir glauben vielleicht, wir würden nicht träumen. In Wirklichkeit träumen wir sehr wohl, doch ohne Verbindung zu unserem Unterbewusstsein bleiben uns die Erinnerung an unsere Träume, ihren Rat und ihre Weisheit verwehrt. Da das sechste Chakra eine sehr wichtige Energiequelle für unseren Verstand ist, dürften wir im Falle einer Blockade Konzentrationsprobleme sowie Schwierigkeiten bei der Informationsverarbeitung und der Entscheidungsfindung haben.

Das sechste Energiezentrum ist für Hirnanhangs- und Zirbeldrüse, Nervensystem, Augen, Ohren und Nase zuständig. Gängige körperliche Leiden bei einem blockierten Stirnchakra sind unter anderem:

- Migräne
- Nasennebenhöhlenprobleme
- verschwommenes Sehen
- Überanstrengung der Augen
- Grauer Star
- Grüner Star
- Halluzinationen
- Schlafstörungen
- Abwehrschwäche
- Bluthochdruck
- Hormonstörungen
- Nebennierenschwäche

## WENN SICH DAS STIRNCHAKRA ÖFFNET

Wenn sich das Stirnchakra öffnet, spürst du vielleicht einen Druck zwischen den Augenbrauen – beinah so, als würde sich das unsichtbare Dritte Auge öffnen. Als mein Stirnchakra von einer heilkundigen Person geöffnet wurde, konnte ich tatsächlich einen Plopp spüren und eine Explosion aus violettfarbenem Licht vor meinem inneren Auge sehen. Es war eine außergewöhnliche Erfahrung.

Die Öffnung deines Dritten Auges verläuft vielleicht nicht so dramatisch, aber wie bei allen anderen Chakras spürst du den einsetzenden Energiefluss möglicherweise als Kribbeln und Wärme. Dies kann deine physischen Augen lichtempfindlicher machen. Manche Menschen sehen vorübergehend etwas verschwommen oder nehmen Farben merklich bunter wahr. Ob diese Auswirkungen nur schwach oder stärker ausgeprägt sind, hängt von deinem individuellen Weg ab. Kopfschmerzen sind ebenfalls symptomatisch für ein sich öffnendes Stirnchakra und ein Hinweis auf die Selbstregulation der Zirbeldrüse. Diese Drüse produziert und reguliert viele Hormone wie Melatonin, das deinen Schlaf beeinflusst, sodass es möglicherweise zu einer Störung deiner Schlafgewohnheiten kommt. Unabhängig davon, ob du plötzlich ein enormes Schlafbedürfnis entwickelst und weiterschläfst, obwohl der Wecker längst geklingelt hat, oder ob Schlafstörungen und Unruhe auftreten, solltest du nicht vergessen, dass diese Beschwerden wie bei allen anderen Chakraöffnungsprozessen nicht dauerhaft sind. Wie heißt es so schön? Auch dies geht vorüber.

Wenn sich das Dritte Auge öffnet und ins Gleichgewicht findet, erwacht auch deine Intuition. Möglicherweise wirst du von plötzlichen

Einsichten überwältigt und strömen vermehrt Vorahnungen auf dich ein. Es ist hilfreich, in dieser Zeit immer ein Notizbuch griffbereit zu haben, damit du deine Gedanken aufschreiben kannst. Die Öffnung des Dritten Auges kann auch die etwas unangenehme Folge haben, dass du hellsichtiger wirst, was dich überfordern oder sogar ein wenig ängstigen kann. Ich versichere dir, dass dies dazugehört, wenn dieses Chakra wieder ins Gleichgewicht findet, und dass du deine Hellsichtigkeit in einen gesunden Fluss bringen kannst, der dir und anderen hilft, statt dir Angst zu machen oder dich zu beeinträchtigen.

## GÖTTINNEN-ARCHETYP: DIE WEISE FRAU

Die weise Frau ist, wie der Name schon sagt, eine weise Seele. Andere verehren sie für ihre Weisheit und ihr Wissen. Sie ist sowohl praktisch als auch spirituell, die Stimme der Vernunft, aber auch eine Stimme der Inspiration und des Glaubens an das, was man nicht sieht, aber spürt. Die weise Frau ist das Ergebnis eines absolut ausgeglichenen Stirnchakras, da Fakten und Gefühle, Logik und Intuition, Wirklichkeit und andere Dimensionen in ihrem Handeln ausgewogen sind. Sie kennt die Fakten und verfügt über Einsichten aus höheren Quellen: ihrer Intuition, ihrem höheren Selbst und ihrer heiligen Verbindung zum Göttlichen und dem Universum.

Sie ist freundlich, mitfühlend und klug, aber auch rätselhaft, magisch und prophetisch. Sie ist eine Heldin für sich und viele andere und gilt wie der Mutter-Archetyp als Schutzpatronin. Sie ist zwar weniger fürsorglich und etwas distanzierter, aber dennoch mitfühlend. In der Geschichte, den Volkslegenden und der Literatur wird die Weise meist als ältere Frau dargestellt – dabei geht es um ihre Weisheit, nicht um ihr Alter. Auch der junge weise Mensch, den du für eine »alte Seele« hältst, verkörpert einen Aspekt der weisen Frau. Sie ist die gute Fee oder die Königin im Märchen oder die kluge, mysteriöse Figur in der Literatur, die »alles sieht«, mit Herz und Verstand spricht und von anderen um Weisheit und Führung gebeten wird.

Die weise Frau lehrt, dass auch bei uns Kopf, Herz und Seele im Gleichgewicht sein und auch wir aus einer tiefen inneren Weisheit heraus handeln können. Wir können ihre Logik und ihre Objektivität übernehmen und uns gleichzeitig der göttlichen Führung unserer Intuition anvertrauen. Indem wir einerseits auf kleine Details und Fakten achten, andererseits auf den größeren Zusammenhang und unsere Gefühle vertrauen, können wir unsere Lebensaufgabe in dem Gefühl erfüllen, dass es gut und richtig ist, unsere Träume verfolgen und mit Vertrauen in die sichtbare und die unsichtbare Welt leben.

## STEINE FÜR DAS STIRNCHAKRA

Alle Steine für das Stirnchakra haben eine hohe Schwingung und besitzen mächtige mystische Eigenschaften, die mit diesem Energiezentrum im Zusammenhang stehen.

### SAPHIR

Saturn gehört zu den Planeten, die über das Stirnchakra herrschen, und die Bezeichnung dieses wunderschönen indigoblauen Edelsteins geht auf den Sanskritbegriff *Sanipriya* zurück, was »dem Planeten Saturn lieb und teuer« bedeutet. Der Saphir gilt als Stein der Weisheit, denn er hilft, den Geist zu beruhigen und zu sammeln, unnötiges geistiges Geplapper und Anspannung loszulassen. Wenn du einen Trommelstein zwischen deine Augenbrauen legst, kannst du damit ganz wunderbar die Reinigung und den Ausgleich des Stirnchakras unterstützen.

## COELESTIN

Der Coelestin ist einer der Steine mit der höchsten Schwingung, die ich kenne. Er regt die spirituelle Entwicklung an und fördert das Vertrauen in die göttliche Energie. Zum Ausgleich des Stirnchakras ist er einer meiner Lieblingssteine. Er beruhigt nicht nur emotional, sondern verbindet außerdem unseren Intellekt und unser logisches Denken mit unseren Gefühlen und unserer Intuition und bringt auf diese Weise die beiden Gehirnhälften ins Gleichgewicht. Ich lege gern einen Rohstein auf meinen Altar und meditiere mit Coelestinstäben oder kleinen Trommelsteinen.

## LABRADORIT

Der Labradorit ist der Stein der Transformation. Er ist ein überaus mystischer Schutzstein, der dir zu einem höheren Bewusstsein verhilft, indem er Ängste, Unsicherheiten und anderen emotionalen Ballast beseitigt, die deinen Verstand trüben und dich darin beeinträchtigen, klar zu denken und die Stimme deiner Intuition zu hören. Der Labradorit kann das Stirnchakra sehr wirkungsvoll öffnen und aktivieren. Du kannst mit einer Auswahl kleiner Trommelsteine arbeiten oder einen mittelgroßen Stein unmittelbar auf dein Stirnchakra legen.

## AZURIT

Der Azurit gilt als der Stein der Hellsichtigen, rangiert farblich zwischen Dunkel- und Indigoblau, und seine Schwingungsenergie entspricht der des Stirnchakras. Er eignet sich wunderbar, um unsere Intuition und unsere übersinnlichen Fähigkeiten zu wecken sowie unseren Geist für die spirituelle und göttliche Weisheit zu öffnen. Er ist einerseits wichtig für die Öffnung und Harmonisierung des Dritten Auges und unterstützt andererseits Rituale und Meditation. Ein naturbelassener Azurit ist einfach atemberaubend, und ich bevorzuge ihn in dieser Form.

## ÄTHERISCHE ÖLE FÜR DAS STIRNCHAKRA

Wahrscheinlich wirst du die eine oder andere Empfehlung für das Stirnchakra wiedererkennen, da diese ätherischen Öle bereits in früheren Kapiteln im Zusammenhang mit anderen Energiezentren erwähnt wurden. Ein ätherisches Öl tut oft mehreren Chakras wohl.

## SANDELHOLZ

Das Sandelholzöl ist ein Standardöl zur Harmonisierung sämtlicher Chakras, denn es ist sowohl für die Meditation als auch für Rituale von sehr großem Nutzen. Es regt die Hirnanhangs- und die Zirbeldrüse an und unterstützt damit das gesamte endokrine System, das die Hormone in unserem Körper produziert. Man kann es in den Diffuser geben, unmittelbar daran riechen oder es in einer Ölmischung verwenden. All dies kann die Öffnung des Stirnchakras begünstigen und das spirituelle und intuitive Gewahrsein stärken.

## BERGAMOTTE

Das zitrusartige, würzige Bergamottöl wird in der Aromatherapie geschätzt. Sein typischer Duft wirkt sowohl beruhigend als auch belebend. Das Öl unterstützt beim Loslassen alter, negativer und überholter Denkmuster, die das Stirnchakra aus dem Gleichgewicht bringen. Du kannst dieses Energiezentrum öffnen und heilen, indem du einige Tropfen verdünntes Bergamottöl unmittelbar zwischen deine Augenbrauen tupfst.

## VETIVER

Vetiveröl ist eines meiner Lieblingsöle und hat einen fantastisch erdigwürzigen Duft, der sofort erdet und beruhigt. Es kann auf verschiedene Weise eingesetzt werden, um ein übermäßig aktives Stirnchakra zu beruhigen und zu erden, denn es lindert Angst, befreit dadurch von negativen und sorgenvollen Gedanken und schafft geistige Klarheit. Vetiveröl ermöglicht es dir auch, klar zu denken und intuitive Führung zu erhalten. Ich gebe gern ein paar Tropfen davon in ein warmes Bad, damit ich mich besser entspannen und Klarheit finden kann.

## PATSCHULI

Auch das warme, würzige und sinnliche Patschuliöl wirkt dank seiner ausgleichenden, erdenden Eigenschaften vorteilhaft auf viele Chakras. Einige seiner Inhaltsstoffe sind hilfreich, um die Stimmung zu heben und für emotionalen Ausgleich zu sorgen, wenn das Stirnchakra blockiert oder aus dem Gleichgewicht geraten ist. Dank seiner beruhigenden Wirkung kann es Schlafprobleme lindern, wenn du es abends in den Diffuser gibst, und dir beim Ausgleich dieses Chakras energetisch helfen.

# ÖLMISCHUNG »GEISTIGE KLARHEIT UND VISION«

Diese Ölmischung soll dir helfen, deinen Geist zu klären und zu beruhigen, damit du leichter Zugang zu deiner Intuition findest und dein höheres Selbst dein Denken und Handeln bestimmt. Diese maßgeschneiderte Komposition unterstützt die Aktivierung und den Ausgleich deines Stirnchakras. Sie hilft dir aber auch, wenn du unsicher, verwirrt oder ängstlich bist, Zugang zu deiner Intuition finden musst und göttliche Führung benötigst.

**ZUTATEN**

2 Esslöffel Mandelöl (oder ein anderes Trägeröl deiner Wahl)
2 Tropfen Sandelholzöl
2 Tropfen Bergamottöl
1 Tropfen Vetiveröl
1 Tropfen Patschuliöl

**ZUBEHÖR**

1 dunkle Glasflasche mit 60 Millilitern Fassungsvermögen, 1 Pipette

**ERGIBT:** 45 Milliliter

1. Gib das Mandelöl in die dunkle Glasflasche.
2. Füge mit der Pipette die ätherischen Öle hinzu. Verschließe die Flasche und schwenke sie sanft.
3. Reibe deine Stirn, den Punkt zwischen deinen Augenbrauen und deinen Hals damit ein. Du kannst auch direkt daran schnuppern (nur zur äußerlichen Anwendung).

# VISUALISIERUNG DES STIRNCHAKRAS

Eine ordentliche Umgebung sorgt für einen klaren Geist. Wenn du diese Visualisierungsübung an deinem heiligen Ort machst, sollte es dort sauber und aufgeräumt sein. Trotzdem solltest du ein Räucherritual mit weißem Salbei oder Palo Santo abhalten, um den Raum energetisch zu reinigen und die geeignete Stimmung zu erzeugen. Wenn du Sandelholzräucherwerk verbrennst oder Sandelholzöl in den Diffuser oder die Duftlampe gibst, trägt dies zu einer friedlichen Atmosphäre bei. Gib etwas von der Ölmischung »Geistige Klarheit und Vision« (siehe Seite 137) oder ein wenig Sandelholzöl auf deinen Ringfinger und reibe damit sanft die Stelle zwischen deinen Augenbrauen ein. Hol dir deine Stirnchakrasteine und halte sie in einer Hand, sodass sie dir bei der Visualisierungsmeditation helfen, oder leg sie zur energetischen Unterstützung neben dich.

1. Leg dich hin und schließe die Augen.
2. Atme tief durch die Nase ein und seufzend durch den Mund wieder aus. Lass zu, dass sich deine Muskeln und dein Körper entspannen. Wiederhole diesen Vorgang so oft, bis du entspannt und meditationsbereit bist.
3. Stell dir deinen Atem während dieser reinigenden Atemzüge als wunderschönes indigoblaues Licht vor, das durch den Punkt zwischen deinen Augenbrauen

einströmt. Stell dir bei jeder Ausatmung vor, wie es deinen Kopf füllt und in deinem Gehirn umherwirbelt.

4. Halte die Augen geschlossen, nimm dir etwas Zeit, um deine Aufmerksamkeit auf den energetischen und physischen Raum hinter deiner Stirn zu richten, und konzentriere dich noch einmal auf das indigoblaue Licht, das ihn erfüllt. Sieh vor deinem geistigen Auge, wie ein fünfzackiger blauer Stern langsam aus diesem indigoblauen Licht heraustritt. Schau ihn dir ganz genau an und betrachte seine Farbe, seine Größe und alle anderen Details. Welche Abmessungen hat er? Dreht er sich oder nicht? Merke dir alle Gefühle oder Gedanken, die dir beim Betrachten dieses Sterns in den Sinn kommen, der für dein Stirnchakra steht. Nimm vor allem das wahr, was dir möglicherweise etwas über Ungleichgewichte oder Blockaden deines Stirnchakras verrät oder darüber, was du tun musst, um es in ein harmonisches Gleichgewicht zu bringen.
5. Nimm dir, nachdem du genügend Einsicht in die Funktionsweise deines Stirnchakras gewonnen hast, einen Augenblick Zeit, um diesen Energiepunkt deines Körpers zu würdigen und dich zu bedanken. Öffne vorsichtig die Augen.

# AKTIVIERUNG DES STIRNCHAKRAS

Es ist hilfreich, wenn du ein paar indigofarbene Gegenstände (zum Beispiel ein Kissen, eine Decke oder ein Kleidungsstück) sowie deine Stirnchakrasteine und die Ölmischung für »Geistige Klarheit und Vision« (siehe Seite 137) oder andere ätherische Öle für das Stirnchakra um dich hast. Du wirst damit die Öffnung und den Ausgleich des sechsten Chakras unterstützen. Tupfe vor Beginn der Aktivierung etwas von deiner Spezialölmischung oder deinem Lieblingsöl für das Stirnchakra auf einen Stirnchakra-Trommelstein.

1. Du kannst diese Aktivierungsübung in jeder beliebigen bequemen Haltung (im Stehen, Liegen oder Sitzen) machen. Bei der Wahl deiner Haltung solltest du allerdings berücksichtigen, dass Kopf und Hals abgestützt sind.
2. Wenn du eine bequeme Haltung gefunden hast, schließe die Augen und lass dir Zeit, um zur Ruhe zu kommen. Konzentriere dich darauf, langsam und vollständig ein- und auszuatmen. Spüre dabei, wie sich die Muskeln deines Kopfes entspannen und lockern – vor allem im Bereich der Stirn.
3. Reibe den mit Öl benetzten Stirnchakrastein sanft über die Stelle zwischen deinen Augenbrauen, um dein Drittes Auge zu aktivieren.

4. Richte deine Aufmerksamkeit auf dein Drittes Auge und visualisiere deinen Atem als strahlend indigoblaues Licht, das dieses mächtige Energiezentrum energetisiert, damit du seine Kraft spüren kannst. Sieh den fünfzackigen Stern – das Symbol für das Dritte Auge – vor deinem geistigen Auge und visualisiere ihn in diesem indigoblauen Licht. Stell dir vor, wie der indigoblaue Stern mit jeder Ein- und Ausatmung größer und heller wird, bis er deinen Kopf und dein Gehirn gänzlich ausfüllt.
5. Male dir aus, wie dieser indigoblaue Stern dein ganzes geistiges Gerümpel beseitigt. Er schafft Platz, damit du die Stimme deines höheren Selbst hören kannst, dein Denken geerdet und zentriert ist, du Logik mit Intuition ausgleichen kannst und dir zugestehst, Fakten und Gefühle gleichermaßen zu würdigen.
6. Gestatte dir ein Gefühl der Klarheit und des Vertrauens in deinen Verstand und deine Fähigkeit, die Wahrheit zu erkennen – sie zu hören und entsprechend zu handeln. Nimm diesen Stern als intuitives Drittes Auge an, das dir helfen wird, das Unsichtbare zu sehen und dich mit Weisheit aus höherer Quelle zu verbinden.
7. Sieh, wie sich der Stern in deinem Kopf mit jedem Atemzug auf deinen ganzen Körper ausdehnt. Spüre, wie sich dein gesamter Energiekörper mit der dir innewohnenden Weisheit und der Fähigkeit

füllt, klar und objektiv zu denken und zu handeln, deine Wahrheit stets zu respektieren und göttliche Führung zu erhalten. Atme einmal tief durch und öffne vorsichtig die Augen, wenn du fertig bist.

## TAGEBUCH-ÜBUNG ZUM STIRNCHAKRA

Räuchere deinen heiligen Ort und lass dein Räucherbündel vorsichtig um deinen Kopf kreisen, um ihn von allen unnötigen Gedanken und Gefühlen zu befreien. Massiere deine Schläfen und den Punkt zwischen deinen Augenbrauen sanft mit einigen Tropfen der Ölmischung »Geistige Klarheit und Vision« (siehe Seite 137) oder Vetiveröl. Es empfiehlt sich auch, an der Mischung zu schnuppern, um sich mit ihren energetischen Eigenschaften zu verbinden.

Beschäftige dich nun mit deinem Tagebuch und notiere dir alles, was dir bei der Visualisierung und Aktivierung deines Stirnchakras in den Sinn gekommen ist. Was hast du über dein Drittes Auge gelernt? Frage dich vor allem, ob du dich unausgeglichen fühlst oder Symptome eines aus der Balance geratenen Chakras erlebst. Hast du noch weitere intuitive Einsichten über die Energien des Stirnchakras gewonnen? Notiere auch, ob du vielleicht noch etwas anderes tun musst, damit du klar und voller Selbstvertrauen denken, auf deine innere Stimme bauen und aus deinem höheren Selbst heraus handeln kannst. Lass dich bei deinen Überlegungen von folgenden Fragen leiten:

- Vertraust du auf deine innere Weisheit?
- Vertraust du auf die Weisheit anderer?
- Besitzt du Augenmaß? Und wie erkennst du, wer und was gut für dich ist?
- Nimmst du dir Zeit, um etwas für deinen Intellekt zu tun, damit du niemals aufhörst dazuzulernen?
- Hast du eine klare Vision von deinem Leben? Vertraust du auf diese Vision, weil du weißt, dass sie deine Wahrheit widerspiegelt?
- Kannst du akzeptieren, dass du manche Dinge einfach weißt, ohne Fakten oder Beweise zu benötigen, einfach weil du es fühlst?
- Hast du ein gesundes Gefühl für Grenzen?
- Verstehst du, dass das, was für andere richtig und deren Wahrheit ist, nicht zwangsläufig auch deine Wahrheit ist?

## AFFIRMATIONEN FÜR DAS STIRNCHAKRA

Während du das Stirnchakra öffnest und ausgleichst, solltest du die entsprechenden Affirmationen mehrmals täglich wiederholen. Sie sind auch hilfreich, wenn du die logische und die intuitive Seite deines Gehirns ins Gleichgewicht bringen und Entscheidungen aus einer ausgewogenen Perspektive betrachten musst, die ein Spiegel der dir angeborenen Weisheit, des Vertrauens und des Pragmatismus sind. Inhaliere zunächst eines der ätherischen Öle für das Stirnchakra: Du kannst entweder daran schnuppern oder es zur Dampfinhalation verwenden. Betupfe den Punkt zwischen deinen Augenbrauen mit der Ölmischung »Geistige Klarheit und Vision« (siehe Seite 137) oder einem anderen Stirnchakraöl deiner Wahl wie Patschuli. Komme in eine aufrechte Stand- oder Sitzhaltung, lass die Schultern sinken, hebe den Kopf und strecke den Hals. Wiederhole die einzelnen Mantras und stell dir dabei vor, wie ein strahlendes indigoblaues Licht durch dein Drittes Auge strömt und deinen ganzen Kopf und dein ganzes Gehirn durchdringt. Gestatte ihm, dich mit Klarheit zu erfüllen und mit deiner Intuition und deiner göttlichen Führung zu verbinden.

- Ich weiß, wie wichtig geistige Klarheit ist, damit ich meiner angeborenen Weisheit folgen kann.
- Ich entrümple regelmäßig mein Denken und entledige mich der Gedanken und Gefühle, die mir nicht dienlich sind und verhindern, dass ich meine innere Führung nutzen kann.
- Mein wahres Selbst ist weise, intuitiv und scharfsichtig.
- Ich akzeptiere meine innere Weisheit und Führung und vertraue darauf.
- Ich gleiche Fakten mit Gefühlen und Hoffnung mit Pragmatismus aus.
- Ich vertraue mir und glaube daran, dass ich das Leben erschaffen kann, das ich mir wünsche.

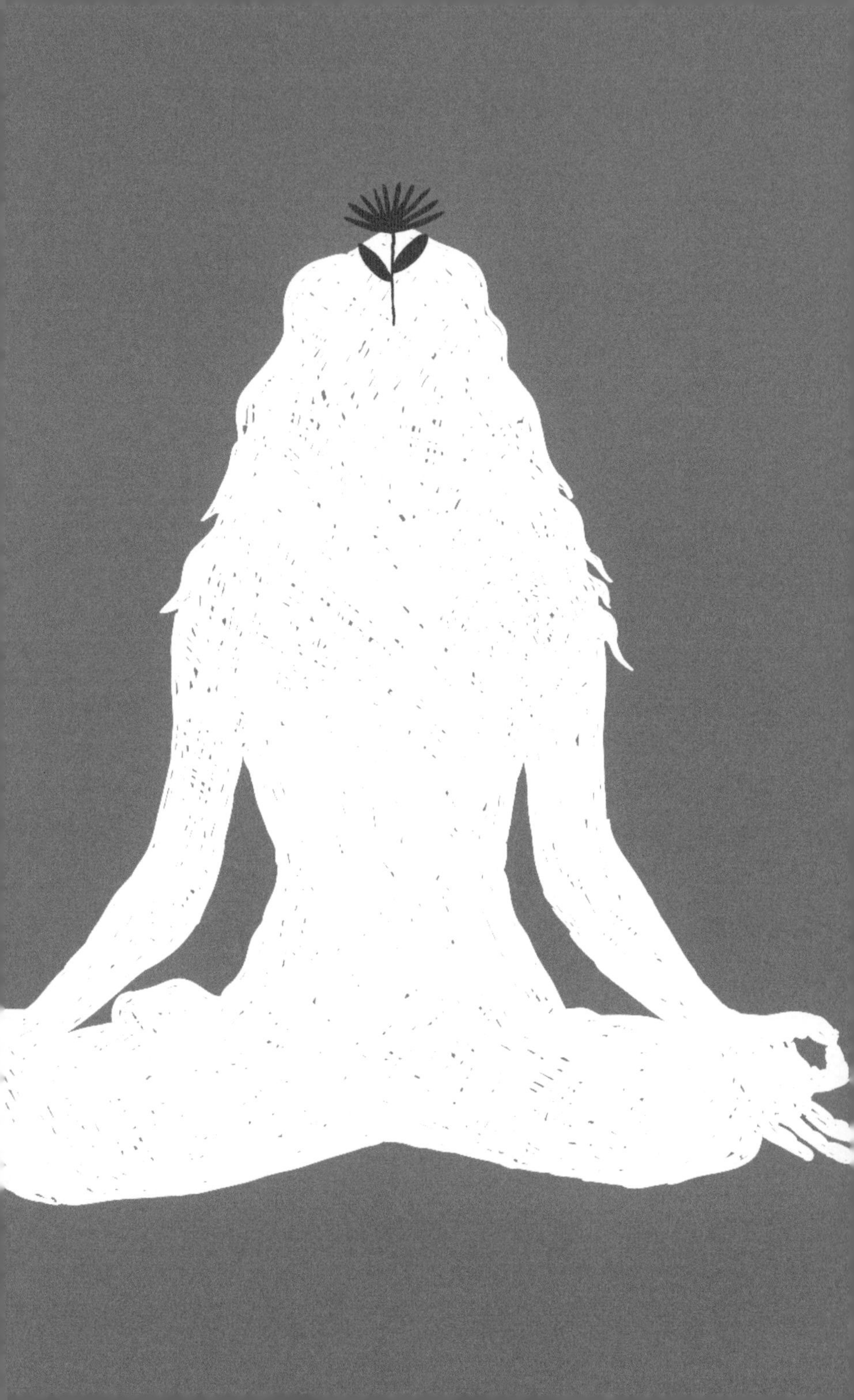

**ACHT**

# DAS KRONENCHAKRA

DURCH UNSERE
VERBINDUNG ZUM
GÖTTLICHEN SIND WIR
IMMER IN KONTAKT MIT
DER ANTWORT.

*Wayne Dyer*

Das Kronenchakra ist der siebte und letzte Hauptenergiepunkt des Körpers. Wie der Name schon sagt, befindet es sich am höchsten Punkt des Kopfes. Die Sanskritbezeichnung lautet *Sahasrara,* was »tausendblättriger Lotos« heißt; dementsprechend gilt es als Sitz des Bewusstseins.

Das siebte und letzte der heiligen Hauptenergiezentren ist für die Gesamtheit unseres Bewusstseins zuständig – für unsere Gedanken, unsere Weisheit und unser Gewahrsein ebenso wie für unsere Verbindung zum Universum und dem Göttlichen. Typische Eigenschaften sind unter anderem Einheit, Erleuchtung, Gleichmut und die Fähigkeit, die Schönheit (im Grunde also das Göttliche) in allem zu sehen. Das Wurzelchakra ist unser erstes Chakra, deshalb hat es mit unseren physischen Realitäten und unserer Verbindung zum irdischen Leben zu tun.

Beim Kronenchakra geht es dagegen um unsere spirituelle Existenz und unsere Verbindung sowohl zum Universum als auch zur höheren Ebene des Göttlichen. Des Weiteren ist *Sahasrarachakra* von grundlegender Bedeutung für die Funktion unseres Energiekörpers, denn es steuert die Verteilung von *Prana* (Lebensenergie) in den sechs darunterliegenden Chakras. Das siebte Chakra gilt oft als Brücke zwischen den physischen und nicht-physischen Ebenen.

## UNGLEICHGEWICHT IM KRONENCHAKRA

Dieses Chakra ist für unsere spirituelle Verbundenheit und unser Bewusstsein zuständig und spielt eine wesentliche Rolle für den Zustand der anderen Chakras. Damit unser ganzer Energiekörper gut funktioniert, muss es offen und im Gleichgewicht sein. Wenn unser Kronenchakra blockiert oder träge ist, sind wir wahrscheinlich gleichgültig, einsam, passiv, energetisch taub und körperlich erschöpft. Wir haben dann vielleicht den (emotionalen oder anderweitigen) Bezug zu anderen verloren oder es fehlt uns an Orientierung. Deshalb gelingt es uns nicht, uns Ziele zu stecken oder sie zu erreichen. Wir haben das Gefühl, ziellos und ohne Aufgabe oder Anschluss durchs Leben zu driften.

Ein übermäßig aktives Kronenchakra erzeugt oft einen unstillbaren Wunsch nach materiellem Besitz. Diese Gier und Oberflächlichkeit können sich auch als Arroganz gegenüber dem Leben manifestieren, die sich auf unsere Mitmenschen ausdehnt und dafür sorgt, dass wir uns noch weiter von ihnen entfernen. Statt der göttlichen Verbundenheit aller Menschen sehen wir nur das, was uns von anderen trennt.

# ENTSPRECHUNGEN

| FARBE | ELEMENT | SYMBOL | FORM |
|---|---|---|---|
| 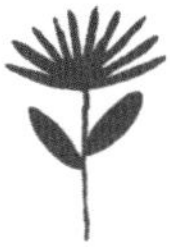 Violett | 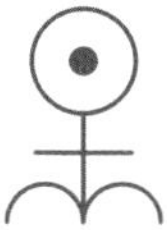 Der Kosmos |  | 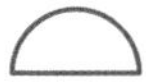 Halbkreisförmiger Halbmond |

| PLANET | TIERKREISZEICHEN |
|---|---|
| Das Universum | Keine (es transzendiert den Tierkreis) |

| STEINE | | GÖTTINNEN-ARCHETYP |
|---|---|---|
| Selenit | Amethyst | Die Guru |
| Bergkristall | Diamant | |

| TIER | ÄTHERISCHE ÖLE | |
|---|---|---|
| Adler | Lavendel | Myrrhe |
| | Weihrauch | Narde |

Ein Verlust des spirituellen Bezugs zum Göttlichen ist ein Verlust des Bezugs zu allem, was ist – zu anderen Lebewesen und dem Universum.

Man kann aber auch zu viel des Guten haben – und ein überaktives Kronenchakra kann sich in mehrfacher Hinsicht nachteilig auswirken. Es kann dazu führen, dass unsere Spiritualität zwanghafte Züge annimmt. Wenn wir Spiritualität als eine Art »Mittel zum Zweck« einsetzen, um gut durch den Tag zu kommen, ist dies ähnlich ungesund wie Zigaretten. (Sucht bleibt Sucht!) Wir können auch die Bodenhaftung verlieren, während unser Bemühen um die Verbindung zum Göttlichen zu Lasten unseres irdischen Lebens geht und wir unser Wurzelchakra vergessen, das ein sehr wichtiger Anker für uns ist. Vielleicht ertappen wir uns dabei, dass wir ununterbrochen Ausschau nach göttlichen Zeichen halten und alles, was wir sehen oder erleben, unhinterfragt glauben oder überinterpretieren.

Ein paar Jahre nach meinem spirituellen Erwachen habe ich dies am eigenen Leib erfahren, als ich mich auf eine ungeerdete, beinah schon zwanghafte Art und Weise sowie auf Kosten der praktischen und physischen Aspekte meines Lebens um göttliches Wissen und meine Verbindung zum Göttlichen bemühte. Ich glaube, die meisten Menschen machen irgendwann im Laufe ihres spirituellen Erwachens die Erfahrung eines überaktiven Kronenchakras. Es ist wichtig, sich dessen bewusst zu sein und nicht auf Kosten des irdischen Lebens in höhere Sphären zu entschweben.

Das siebte Energiezentrum ist neben der Zirbeldrüse auch für unser Nervensystem, sowie unsere Augen, Ohren und Nase zuständig.

Gängige körperliche Leiden infolge eines blockierten Kronenchakras sind unter anderem:

- Migräne
- Probleme mit der Hirnanhangsdrüse
- Schilddrüsenerkrankungen
- hormonelle Störungen
- chronische Müdigkeit
- Haarausfall
- kognitive Probleme
- neurologische Erkrankungen
- Nervenschmerzen
- psychische Probleme von der Angst bis hin zur Depression

## WENN SICH DAS KRONENCHAKRA ÖFFNET

Wie bei allen anderen Chakras kommt es bei der Öffnung dieses Energiezentrums zu ein paar unangenehmen körperlichen und geistigen Symptomen. Beim Kronenchakra können intensive körperliche Empfindungen am höchsten Punkt deines Kopfes entstehen. Typisch ist ein Kribbeln, dessen Schwingung sich verstärken und Kopf, Körper und Nerven zum Pulsieren bringen kann. In manchen Fällen spürst du auch einen intensiven Druck, wenn sich dieses Energiezentrum öffnet, was Kopfschmerzen, Schwindel, Orientierungslosigkeit, Klingeln in den Ohren oder im Kopf oder das Gefühl einer schwachen elektrischen Energie wie von einem leichten Stromstoß zur Folge haben kann.

Beim Ausgleich des Kronenchakras dürften sich deine Intuition und das Gefühl der Verbundenheit mit dir selbst und der spirituellen Ebene verstärken. Du dürftest diese starke Verbindung spüren – unabhängig davon, ob du unter dem Göttlichen nun Gott, Engel, das Universum oder Krafttiere verstehst und wie du es definierst. Während dieser Verbundenheitserfahrung können Gefühle aufwallen, und du fühlst dich möglicherweise stärker mit anderen verbunden. Gleichzeitig wirst du dir vielleicht deiner Zurückhaltung ihnen gegenüber bewusst (vor allem im Falle eines trägen Kronenchakras). Zu den angenehmeren Symptomen gehört es, dass du eins mit dem gesamten Dasein bist sowie Frieden und Glückseligkeit empfindest, weil du weißt, dass es mehr gibt als unsere Erfahrung auf Erden. Du siehst die Schönheit in allen Dingen und weißt dadurch auch die Schönheit nicht nur deines körperlichen, sondern auch deines spirituellen Selbst zu schätzen. Ein Bonus ist, dass du deine innere Schönheit nun auch ausstrahlst.

Im Zuge dieser Erfahrung ist es normal, wenn einige der bekannten Symptome eines übermäßig aktiven oder trägen Chakras vorübergehend noch einmal aufflammen. Üblicherweise ist dies aber nur eine kurzzeitige Begleiterscheinung des Ausgleichsprozesses. Vielleicht spürst du, wie aufgrund der Öffnung deines Kronenchakras eine Flut sowohl von körperlicher als auch von spiritueller Energie durch deinen Körper strömt und die anderen Chakras weiter erwachen oder einen natürlichen Ausgleichsprozess durchlaufen.

## GÖTTINNEN-ARCHETYP: DIE GURU

Die Guru ist die spirituelle Lehrerin, die ihren Schülerinnen und Schülern zeigt, wie man ein spirituell erleuchtetes Leben führt. Selbstverständlich gibt es in den verschiedenen Religionen und spirituellen Kreisen viele unterschiedliche Lehrerinnen und Lehrer, doch die Guru zeichnet sich dadurch aus, dass sie ihren Studierenden göttliche Weisheit, den Wunsch nach Selbstverwirklichung und ein Gefühl von Ganzheit zu vermitteln vermag.

Sie will nicht dein Guru sein; sie will, dass du zu deinem eigenen Guru wirst. Sie möchte nicht nur, dass ihre Schülerinnen und Schüler durch ihre Verbindung zum Göttlichen zur bestmöglichen Version ihrer selbst werden; sie möchte auch, dass sie über die irdisch-physische Ebene, über das materielle und weltliche Leben hinauswachsen.

Sie kann eine gewisse Ähnlichkeit mit der weisen Frau haben (siehe Seite 132), dem Göttinnen-Archetyp des Stirnchakras. Doch die Weisheit der Guru ist göttlicher Natur. Sie sieht alles, kennt die göttlichen Zusammenhänge zwischen allen Ereignissen – sogar den Zweck derjenigen, die wir für schlecht halten.

So wie das Kronenchakra die Spitze der Chakraleiter ist, ist die Guru der führende Archetyp des Chakrasystems. Dies macht sie zum Vorbild für uns alle. Dank ihrer Reinheit wird die Guru dadurch aber weder arrogant, noch baut sie auf hierarchische Strukturen.

Eine wahrhaft mächtige Guru weiß: Da alles miteinander verbunden ist, ist jeder Mensch auch ein Lehrer und, in allen Lebenserfahrungen – den guten wie den schlechten – sind Lehren enthalten.

Die Guru verkörpert die spirituelle Lehrerin, die in uns allen – in unserem höheren Selbst – steckt. Womöglich sind wir der Ansicht, dass wir niemals erleuchtet genug sein werden, um eine Guru zu werden. Dennoch können wir ihre Eigenschaften übernehmen und uns bei der Entwicklung unseres Kronenchakras daran orientieren. Es ist das höchste Ziel unserer Chakraarbeit, diese guruähnliche Stufe der Erleuchtung zu erreichen und zu erkennen, dass wir mehr sind als diese Erde und dieser Körper; dass es so viel mehr gibt als uns und unsere Existenz; dass alles miteinander verbunden ist und wir am Ende alle eins sind. Dann werden wir die Schönheit in allen Dingen erkennen.

Trotz der seltsamen Empfindungen war die Öffnung des Kronenchakras eine meiner schönsten Erfahrungen und ein Wendepunkt für mich, denn mir wurde klar, dass ich keinen besonderen Guru oder keine spezielle spirituelle Lehrerin mehr brauchte. Ich wusste, dass mich stattdessen das ganze Leben lehren würde. Obwohl ich es mir damals nicht vorstellen konnte, wurde ich selbst zur spirituellen Lehrerin. Doch die Wahrheit ist, dass ich zwar eine Lehrerin, vor allem aber eine ewige Schülerin des Lebens bin.

## STEINE FÜR DAS KRONENCHAKRA

An dieser Stelle werde ich einige meiner Lieblingssteine für das Kronenchakra vorstellen. Die meisten sind farblos, was ich als beruhigend empfinde und mich an die reine göttliche Energie dieses Energiezentrums erinnert.

## SELENIT

Der klare, farblose Selenit besitzt eine außergewöhnliche Schwingung, beseitigt negative Gefühle und schenkt geistige Klarheit. Dieser himmlische Stein verbindet uns mit unserem höheren Selbst und der Ebene des Göttlichen und eignet sich deshalb hervorragend zum Öffnen des Kronenchakras. Selenitstäbe besitzen eine stark reinigende Energie und können die Aura von Menschen und Dingen klären. Ich verwende sie, um andere Steine und Gegenstände an meinem heiligen Ort für Rituale und die Meditation zu reinigen.

## BERGKRISTALL

Der Bergkristall gehört zu den Steinen, die ich für unverzichtbar halte. Dieser alltägliche und doch außergewöhnliche Stein hat eine stark reinigende und energetisierende Wirkung. Ich verwende gern sowohl Trommelsteine als auch Stäbe aus Bergkristall zur Meditation, in Ritualen und zur Heilung. Wenn du während der Aktivierung des Kronenchakras (siehe Seite 161) einen mittelgroßen Trommelstein auf deinen Kopf legst oder deinen Kopf mit Bergkristall umgibst, wird dies die Öffnung dieses mächtigen Energiezentrums unterstützen und die Verbindung zum Göttlichen fördern.

## DIAMANT

Der Diamant ist nicht nur »a girl's best friend«, sondern auch ein mächtiger Stein in unserem Arsenal der Heilung. Die Energie des Diamanten, der wegen seiner Härte oft als »Stein der Unbesiegbarkeit« bezeichnet wird, ist reinigend, schützend, mutig und im Überfluss vorhanden. Du kannst bei deinen Kronenchakrameditationen und -ritualen ein Diamantschmuckstück verwenden und es anschließend in der Absicht tragen, es möge deine Verbindung mit dem Göttlichen weiter fördern.

### AMETHYST

Der Amethyst ist ein wunderbarer Stein für die Meditation, für Rituale und den Ausgleich aller Chakras. Was das Kronenchakra angeht, solltest du versuchen, einen Amethyst zu finden, dessen Schimmer ins Bläuliche geht, um Zugang zum siebten Chakra zu bekommen. Indem du bei Ritualen oder bei der Meditation mit diesem Stein arbeitest, kannst du für geistige Ruhe und Klarheit sorgen, um das reine Bewusstsein, die Weisheit und Glückseligkeit zu erleben, die ein vollständig geöffnetes und ausgeglichenes Kronenchakra mit sich bringt. Ich habe einen großen Rohstein auf meinem Altar und verwende ein paar kleine Trommelsteine bei der Meditation, bei Ritualen und Heilsitzungen.

## ÄTHERISCHE ÖLE FÜR DAS KRONENCHAKRA

Die hier empfohlenen ätherischen Öle haben alle eine beruhigende und entspannende Wirkung; einige haben sogar mystische Anklänge. (Weihrauch und Myrrhe galten einst als Geschenke, die eines Königs würdig waren, wie die biblische Erzählung von den Heiligen Drei Königen zeigt.)

### LAVENDEL

So, wie der Amethyst ein Heilstein für alle sieben Chakras ist, dient auch das Lavendelöl der universellen energetischen Unterstützung aller Energiezentren. In Verbindung mit dem Kronenchakra schenkt es Ruhe und Seelenfrieden. Dies wiederum fördert geistige Klarheit und hilft, den offenen und ausgeglichenen Fluss des siebten Energiezentrums zu wahren. Wenn du dieses Öl bei Ritualen oder während der Meditation in den Diffuser gibst oder abends etwas davon auf dein Kissen träufelst, tust du damit etwas für deinen Seelenfrieden und deine Verbindung zum Göttlichen.

## WEIHRAUCH

Weihrauchöl wird oft als heiliges Öl bezeichnet. Es darf im Arsenal deiner ätherischen Öle ebenfalls nicht fehlen, denn es fördert Ruhe und aktiviert spirituelle Verbundenheit. Du kannst es beim Meditieren und bei Ritualen in den Diffuser geben oder direkt ein paar Atemzüge davon nehmen, um deine Energie fast augenblicklich zu verändern. Dieses seit Langem bekannte Öl stimuliert die Zirbel- und die Hirnanhangsdrüse und ist deshalb sowohl emotional als auch körperlich wohltuend. Ich gebe Weihrauchöl gern pur in den Diffuser und kombiniere es mit anderen Ölen zu einer maßgeschneiderten Mischung.

## NARDE

Das eher unbekannte, aber hochwirksame ätherische Öl der Narde hat einen kräftigen Duft, der uns erdet und ein übermäßig aktives Kronenchakra ausgleichen kann. Es besitzt Eigenschaften, die das Gehirn unterstützen sowie Spannungs- und Migränekopfschmerzen lindern, die symptomatisch für ein aus dem Gleichgewicht geratenes siebtes Chakra sind. Ich gebe es gern zusammen mit Weihrauchöl in den Diffuser, wenn ich angespannt bin oder sich mein Kopf wie benebelt anfühlt.

## MYRRHE

Das Öl der Myrrhe ist ebenfalls ein mystisches ätherisches Öl und eignet sich wunderbar, um ein träges oder blockiertes Kronenchakra anzukurbeln. Ich empfehle, eine spezielle Mischung herzustellen und damit die Kopfhaut zu massieren, um die Öffnung des Kronenchakras zu unterstützen.

# ÖLMISCHUNG »VERBINDUNG ZUM GÖTTLICHEN«

Diese maßgeschneiderte Ölmischung soll dich mit deinem höheren Selbst und dem Göttlichen verbinden. Ihre Energie wird dich beim Öffnen und Ausgleichen des Kronenchakras unterstützen, wenn du Rituale durchführst oder meditierst. Du kannst sie auch einsetzen, wenn du das Gefühl hast, den Bezug zu dir selbst, zu anderen oder dem Universum verloren zu haben, oder wenn du energetische Unterstützung brauchst, um auf deinen spirituellen Weg zurückzufinden.

---

**ZUTATEN**

2 Esslöffel Mandelöl (oder ein anderes Trägeröl deiner Wahl)
3 Tropfen Lavendelöl
2 Tropfen Weihrauchöl
2 Tropfen Myrrhenöl
1 Tropfen Nardenöl

**ZUBEHÖR**

1 dunkle Glasflasche mit 60 Millilitern Fassungsvermögen, 1 Pipette

**ERGIBT:** 45 Milliliter

1. Gib das Mandelöl in die dunkle Glasflasche.
2. Füge mit der Pipette die ätherischen Öle hinzu. Verschließe die Flasche und schwenke sie sanft.
3. Reibe die höchste Stelle deines Kopfes und deinen Hals damit ein. Du kannst auch daran schnuppern (nur zur äußerlichen Anwendung).

# VISUALISIERUNG DES KRONENCHAKRAS

Um diese Meditation bestmöglich zu unterstützen, musst du den physischen und energetischen Bereich des Kronenchakras reinigen. Nimm dir Zeit, um deinen Ort und dich selbst mit einem Räucherritual zu reinigen. Du kannst mit deinem Räucherbündel aus Salbei sanft den höchsten Punkt deines Kopfes umkreisen. Eine weitere Möglichkeit ist, deinen Scheitelpunkt mit einem mittelgroßen Trommelstein für das Kronenchakra aus Bergkristall oder Selenit sowie ein paar Tropfen der Ölmischung »Verbindung zum Göttlichen« (siehe Seite 159) oder Weihrauchöl zu massieren. Gib Lavendelöl oder ein anderes Kronenchakraöl in den Diffuser oder die Duftlampe. Nimm ein paar tiefe Atemzüge vom Duft dieser Öle und komme anschließend in eine bequeme Haltung.

1. Leg dich hin und schließe die Augen. Nimm ein paar reinigende Atemzüge: Atme durch die Nase ein und durch den Mund wieder aus. Stell dir deinen Atem dabei als wunderschönes violettfarbenes Licht vor.
2. Richte deine Aufmerksamkeit auf den höchsten Punkt deines Kopfes und stell dir vor, wie dein Atem als strahlend violettfarbenes Licht in deinen Kopf strömt, wie er deinen Kopf und dein Gehirn vollständig ausfüllt. Sieh in deiner Vorstellung, wie sich das violettfarbene Licht durch alle Bereiche deines Kopfes bewegt, und spüre seine reine, sanfte Energie.

3. Konzentriere dich auf den Scheitelpunkt deines Kopfes und male dir aus, wie ein Halbmond aus violettfarbenem Licht über deinem Kopf entsteht – das Symbol deines Kronenchakras. Wie sieht er aus, und wie fühlt er sich an? Betrachte seine genaue Form, seine Abmessungen und seine Farbe und sieh dir an, ob er sich dreht. Schau dir den Halbmond weiter an und merke dir alle Bilder, Erinnerungen, Gefühle, Gedanken und intuitiven Erkenntnisse, die du über den Zustand dieses mächtigen Energiezentrums empfängst.
4. Nimm dir, nachdem du genügend Einsichten in die Funktionsweise deines Kronenchakras gewonnen hast, einen Augenblick Zeit, um diesen Energiepunkt deines Körpers zu würdigen und dich bei ihm zu bedanken. Öffne vorsichtig die Augen.

## AKTIVIERUNG DES KRONENCHAKRAS

Massiere deine Kopfhaut mit ein paar Tropfen der Ölmischung »Verbindung zum Göttlichen« (siehe Seite 159) oder einem Kronenchakraöl. Nimm anschließend eine Dusche, wasche dir gründlich die Haare, massiere dabei sanft den Scheitelpunkt deines Kopfes und stell dir vor, wie das Wasser sowohl deinen physischen Körper als auch deinen

Energiekörper reinigt. Das Kronenchakra lässt sich am besten bei natürlichem Licht aktivieren. Du kannst dich dazu im Freien aufhalten, sofern das Wetter es zulässt; falls du lieber im Haus bleibst, sollte die Aktivierung in der Nähe eines Fensters oder in einem Zimmer mit natürlicher Beleuchtung stattfinden. Nimm deine Kronenchakrasteine in die Hand. Bewege Stäbe aus Selenit oder Bergkristall – soweit vorhanden – kreisförmig um deinen Kopf, um die energetische Reinigung zu unterstützen.

1. Nimm einen deiner Trommelsteine für das Kronenchakra und setze ihn wie eine Kristallmütze auf den höchsten Punkt deines Kopfes. Konzentriere dich auf den Scheitelpunkt, visualisiere erneut den violettfarbenen Halbmond und stell dir vor, wie das heilende violettfarbene Licht deinen Kopf und dein Gehirn vollständig durchdringt. Spüre die heilende und beruhigende Wirkung dieses Lichts und beginne, bewusster zu atmen.
2. Bitte beim Einatmen um Klarheit, Erweiterung des Bewusstseins und Verbindung mit dem Göttlichen. Lass beim Ausatmen Gedanken los, die dir nicht dienen oder die du eigentlich schon hinter dir gelassen hast, die disharmonisch oder lieblos sind.
3. Richte deine Aufmerksamkeit auf den violettfarbenen Halbmond, der deinen Kopf krönt, und stell dir an seiner Oberseite eine Öffnung vor, die Licht einströmen lässt. Visualisiere ein reinigendes goldenes

Licht. Atme dieses Licht durch die Öffnung im Halbmond ein und stell dir vor, es würde wie eine Taschenlampe in deinen Kopf scheinen. Heiße es als deine Verbindung zum Göttlichen willkommen, die dir sowohl den Kontakt zu deinem höheren Selbst als auch zur Ebene des Göttlichen ermöglicht.

4. Spüre ein Gefühl des geistigen Friedens und der geistigen Weite und erkenne, dass alles miteinander verbunden ist. Dein Leben hat eine göttliche Ordnung, selbst wenn es nicht danach aussieht. Spüre, wie dein Körper von Dankbarkeit durchflutet wird, während du dir der Schönheit und der Verbundenheit des gesamten Daseins bewusst wirst.
5. Konzentriere dich noch einmal auf den Scheitelpunkt deines Kopfes und stell dir vor, wie sich der violette Halbmond in eine wunderschöne violettfarbene Lotosblüte verwandelt, die sich langsam öffnet und mehr Blütenblätter entfaltet, als du zählen kannst, die sich alle dem goldenen Licht entgegenstrecken, das weiter von oben herabstrahlt.
6. Spüre, während der Lotos erblüht, wie ein Gefühl der Ruhe deinen ganzen Körper vom Kopf bis zu den Zehen durchströmt, und du erkennst, dass du mit dem Göttlichen verbunden bist, davon geführt und beschützt wirst. Öffne vorsichtig die Augen, wenn du so weit bist.

# TAGEBUCH-ÜBUNG ZUM KRONENCHAKRA

Zünde etwas Palo Santo an oder gibt Palo-Santo-Öl in den Diffuser, um an deinem heiligen oder einem anderen von dir gewählten Ort anzukommen. Falls du einen Stab aus Selenit oder Bergkristall besitzt, beschreibe damit Kreise um deinen Kopf. Reibe deine Hände mit ein paar Tropfen der Ölmischung »Verbindung zum Göttlichen« (siehe Seite 159) oder Lavendelöl ein, forme sie zu einer Schale und atme die Mischung ein. Platziere einen Amethystkristall auf deinem Schreibtisch oder dort, wo du sitzt. Nimm einen deiner Trommelsteine und halte ihn ein Weilchen in deinen Händen, um dich mit seinen reinigenden Eigenschaften zu verbinden.

Halte die Visualisierung und Aktivierung deines Kronenchakras in deinem Tagebuch fest. Notiere, was du bislang darüber in Erfahrung gebracht hast, sowie alle Einsichten darüber, wie du dieses mächtige Energiezentrum ausgleichen und in einen optimalen Fluss bringen kannst. Lass dich bei deinen Überlegungen von folgenden Fragen leiten:

- Betrachtest du deine Lebenserfahrungen aus einer spirituellen Perspektive?
- Wie lautet deine spirituelle Wahrheit (oder Wahrheiten), und trägst du ihr in deinem Leben Rechnung?
- Arbeitest du mit religiösen und/oder spirituellen Ritualen, und tust du es bewusst?
- Fühlst du dich bei diesen Ritualen mit dir selbst oder einer höheren Quelle verbunden?

- Weißt du die Schönheit der Natur zu schätzen?
- Verstehst du, dass dein Leben angenehmer wird, wenn es dir gelingt, die Schönheit in dir, in anderen oder in der Natur zu schätzen?
- Glaubst du an dein Recht auf Glückseligkeit?
- Hast du das Gefühl, deine Probleme lösen oder gewisse Dinge erreichen zu müssen, um tiefes Glück erleben zu können?
- Fühlst du dich in der Stille und der Ruhe wohl?
- Fühlst du dich mit dir selbst und allen lebenden Wesen verbunden – ob Menschen, Tieren oder Pflanzen?

## AFFIRMATIONEN FÜR DAS KRONENCHAKRA

Affirmationen für das Kronenchakra unterstützen dich beim Öffnen und Ausgleichen dieses Energiezentrums. Indem du sie mehrmals täglich wiederholst, kannst du eine geistige, emotionale und energetische Veränderung herbeiführen, welche die Öffnung und den ausgewogenen Fluss des siebten Chakras unterstützt. Du kannst sie auch immer dann wiederholen, wenn du mehr von den Eigenschaften der Guru und den positiven Eigenschaften eines ausgeglichenen Kronenchakras brauchst. Wiederhole diese Mantras im Stillen und mit geschlossenen Augen.

Gib zunächst eines deiner ätherischen Öle für das Kronenchakra oder eine Mischung davon in den Diffuser und atme den Duft tief ein. Tupfe ein wenig von der Ölmischung »Verbindung zum Göttlichen« (siehe Seite 159) oder von einem anderen Kronenchakraöl auf den Scheitelpunkt deines Kopfes, auf Schläfen und Nacken. Richte deine Aufmerksamkeit auf deinen Scheitelpunkt und visualisiere erneut den violettfarbenen Halbmond. Beginne, deine Affirmationen zu wiederholen, und stell dir dabei vor, wie violettfarbenes Licht in deinem Halbmond herumwirbelt. Lass zu, dass es dich mit Ruhe und dem Wissen erfüllt: Alles ist gut und genau so, wie es sein sollte. Sieh vor deinem geistigen Auge, wie sich der violettfarbene Halbmond langsam in eine wunderschöne Lotosblume verwandelt, während du deine Affirmationen wiederholst. Spüre, wie ein Gefühl von Frieden, Verbundenheit und höchster Glückseligkeit deinen Körper erfüllt, während die Blume sich öffnet.

- Ich bin eins mit dem Universum.
- Ich bin eins mit dem Göttlichen.
- Ich schätze und pflege meine Verbindung zum Göttlichen.
- Ich akzeptiere die Vollkommenheit der Unvollkommenheit.
- Ich vertraue darauf, dass sich alles zu meinem Besten entfaltet.
- Ich bin im Frieden mit mir selbst, den anderen und dem ganzen Leben.
- Ich mache regelmäßig und einfach dadurch die Erfahrung von Glückseligkeit, dass ich meinen Alltag lebe.

# RITUALE ZUM AUSGLEICH DER CHAKRAS

## DIE RITUALE DIESES KAPITELS

NEUN

# EINFACHE RITUALE FÜR JEDEN TAG

JEDES RITUAL IST EINE GELEGENHEIT ZUR TRANSFORMATION.

*Starhawk*

Du weißt jetzt, dass sich das, womit wir unsere Zeit verbringen, in welcher Umgebung wir uns befinden, welchen Energien wir ausgesetzt sind, welche Gespräche wir führen und mit welchen Situationen wir klarkommen müssen, sowohl körperlich als auch energetisch auswirkt – auf unseren Geist, unseren Körper und unsere Seele. Die Folge ist, dass jederzeit eine Speiche eines der Energieräder unseres Körpers brechen kann. Wenn wir unsere Chakras geöffnet und ins Gleichgewicht gebracht haben, bedeutet das nicht, dass der Alltag uns von nun an nie mehr aus der Bahn werfen wird. Aber zum Glück gibt es viele Rituale, die uns helfen können, im täglichen Fluss zu bleiben und dafür zu sorgen, dass unser Energieniveau klar und ausgeglichen bleibt.

## NEUE RITUALE SCHAFFEN

Vielleicht hast du schon einmal gehört, dass nicht das zählt, was wir nur hin und wieder tun, sondern dass unser Leben durch das positiv beeinflusst wird, was wir täglich tun. Doch die meisten Menschen empfinden den Alltag eher als Tretmühle. Wir dürfen unsere Jobs nicht verlieren und müssen uns um unseren Haushalt, unsere Kinder, Haustiere und andere Familienmitglieder kümmern. Vielleicht ertappen wir uns dabei, dass wir so viele Rollen ausfüllen und so viele Dinge gleichzeitig tun, dass oft sogar die einfachsten Aspekte der Selbstfürsorge wie das eigene Frühstück auf der Strecke bleiben.

Vielleicht sieht dein Morgen ungefähr so aus: Du stehst zu spät auf, bist besorgt und angespannt, weil du dich schleunigst für die Arbeit fertig machen musst, vergisst zu frühstücken und gleichst dies mit Koffein aus. Du kümmerst dich um andere, die deine Fürsorge brauchen, und bist von ihnen genervt. Du checkst dein Smartphone und scrollst durch eine Reihe von Überschriften oder Social-Media-Feeds, die dich belasten und verunsichern. Anschließend kämpfst du dich mit vielen anderen, ähnlich gestressten Pendlern durch den Stoßverkehr, bevor du zur Arbeit kommst, um dich einer schwierigen Situation mit einer Kollegin oder Chefin zu stellen. Es ist noch nicht mal neun Uhr morgens, und der größte Teil deines Energiekörpers ist bereits aus dem Gleichgewicht! Den meisten Menschen ist dieses Szenario leider nur allzu vertraut. So war es viele Jahre lang bei mir, und ich habe mir eingeredet, wie du es vermutlich auch tust, dass das Leben nun mal so sei. Ich wusste nicht, welch großer Teil meiner Routine aus schlechten Gewohnheiten bestand, die zu täglichen Ritualen geworden waren.

Erinnere dich an all unsere unbewussten Rituale: das Zähneputzen, die morgendliche Tasse Kaffee und das Herumscrollen auf dem Smartphone. Überlege nun, wie sich bewusste Rituale erschaffen lassen. Ich versichere dir, es ist weder so schwierig, wie du vielleicht denkst, noch kostet es viel Zeit oder Geld. Selbstfürsorge mag dir wie Luxus oder Verschwendung vorkommen, die du dir unmöglich leisten kannst. Vielleicht hast du den Eindruck, dass das nur etwas für Menschen sei, die nicht berufstätig sind, keinerlei Verpflichtungen haben oder über unbegrenzte finanzielle Mittel verfügen. Doch tägliche Selbstfürsorge muss weder kompliziert noch teuer sein.

Wenn du deinen Tag mit einem einfachen Ritual der Selbstfürsorge wie der fünfminütigen energetischen Aktivierung (siehe Seite 177) beginnst, sorgst du damit sowohl geistig als auch körperlich für einen guten Start. Du kannst im Laufe des Tages auch in dich hineinspüren, um dich zu erden, energetisch zu reinigen, mit deinem Atem zu verbinden oder Meditationsrituale wie die erdende Atmung (siehe Seite 186) oder die Atmung zum Ausgleich der Gehirnhälften (siehe Seite 188) zu machen. Du wirst feststellen, welche Unterschiede sie von einem Tag zum nächsten bewirken und auf welche Weise sie dir helfen. Noch wichtiger aber ist, dass sie eine bedeutende Rolle im Gesamtzusammenhang deines Lebens spielen.

Rituale können achtsame und bewusste Akte der Selbstfürsorge sowie bedeutende Akte der Selbstliebe sein. Als tägliche Beiträge zur Selbstfürsorge stärken sie unsere Verbundenheit mit unserem höheren Selbst, anderen Menschen und der Natur. Sie können dazu beitragen, dass wir uns sicher und ausgeglichen fühlen – unabhängig davon, was in der Welt vor sich geht. Rituale können uns auch dabei helfen, die Verantwortung für unser Leben zu übernehmen, und uns daran erinnern, dass wir dem täglichen Auf und Ab nicht ausgeliefert sind, sondern unser Leben mitgestalten. Wie du sehen wirst, können sie auch zu einem wirklich angenehmen Bestandteil deiner täglichen Routine und Lebensführung werden.

## AUF KURS BLEIBEN

Wir wissen um die Bedeutung von Ritualen, aber wie es so schön heißt: Der Weg zur Hölle ist mit guten Vorsätzen gepflastert. Das Wissen, dass uns etwas guttut, bedeutet nicht automatisch, dass uns die Umsetzung leichtfallen wird. Jeder weiß, dass es gesund ist, regelmäßig ins Fitnessstudio zu gehen und Sport zu treiben. Aber wie oft zahlen wir für eine Mitgliedschaft und gehen dann nicht hin?

Die Inspiration bringt uns dazu anzufangen, aber die Gewohnheit sorgt dafür, dass wir dranbleiben. Wir müssen unsere Rituale zu täglichen Gewohnheiten machen, die ebenso fest zu unserem Tagesablauf gehören wie die Mahlzeiten oder das Zähneputzen. Wir würden diese Schritte niemals überspringen, aber die Wahrheit ist, dass wir trotz bester Absichten am Ende unsere Morgenmeditation ausfallen lassen oder irgendwann zu dem Entschluss gelangen, dass wir keine Zeit dafür haben, weil uns das Leben einen Knüppel zwischen die Beine geworfen hat. Vielleicht hast du wie ich einen Säugling und stehst frühmorgens auf, bevor der Kleine wach wird, um zu meditieren. Doch der beschließt, ausgerechnet dann aufzuwachen, wenn du mitten in deiner Meditation bist. Du verschiebst sie auf später, kommst dann aber nicht mehr dazu. Du denkst: »Ich bin Mutter. Ich habe in dieser Phase meines Lebens keine Zeit zum Meditieren.« In Wahrheit hast du sehr wohl Zeit dafür, und wenn es dir wie mir geht, brauchst du sie dringender denn je.

## TÄGLICHE RITUALE: SO BLEIBST DU DRAN

Die Wahrheit ist, jeder hat fünf Minuten am Tag zum Meditieren oder für ein Ritual. Hindernisse tauchen auf, Babys werden wach, das Leben wird hektisch, wir verschlafen, sind in Eile, ein Mensch in unserem Leben steckt in einer Krise und braucht uns. Jeden Tag kann etwas passieren, das uns von unseren Ritualen abhält, und jeden Tag müssen wir von Neuem die Hände aufs Herz legen und uns vor Augen führen, welch wichtige Rolle unser Energiekörper für unser Wohlbefinden spielt. Wir müssen diszipliniert an unseren Ritualen festhalten und sie so fest in unserem Alltag verankern, dass sie ebenso selbstverständlich werden wie das Zähneputzen. Hier ein paar Tipps, wie es dir gelingt, an deinen Ritualen festzuhalten:

- **PLANE.** Du kannst deine Rituale passend zu deinem Tag oder deiner Woche planen. Indem du sie einplanst, erhöhst du die Wahrscheinlichkeit, dass sie auch tatsächlich stattfinden werden.
- **SEI FLEXIBEL.** Wenn deine Meditation am Morgen ausfallen musste, heißt das nicht, dass du überhaupt nicht meditierst. Du kannst die Meditation einfach später nachholen.
- **SCHNEIDE SIE AUF DICH ZU.** Ich biete in diesem Buch viele verschiedene Rituale an, aber du musst dich nicht starr daran

halten. Hauptsache ist, dass die Rituale für dich funktionieren. Du kannst sie gern verändern und auf dich persönlich zuschneiden.

- **TUE DICH MIT ANDEREN ZUSAMMEN.** Bei einigen Ritualen kannst du dich mit einer Freundin, einer Kollegin oder einem geliebten Menschen zusammentun. Ihr könnt euch auch dann gegenseitig unterstützen, wenn ihr die Rituale nicht gemeinsam vollzieht!
- **HABE GEDULD.** Veränderungen geschehen nicht über Nacht. Du musst die Rituale über einen gewissen Zeitraum hinweg konsequent ausführen, bevor du davon profitieren kannst.

# ENERGETISCHE AKTIVIERUNG

**BESTE TAGESZEIT:**
Morgens oder wenn du einen Energieschub brauchst

**ZEITBEDARF:**
5 Minuten

Dieses Ritual zur energetischen Aktivierung ist eine hervorragende Möglichkeit, dein Energielevel rasch hochzufahren. Der ideale Zeitpunkt dafür wäre morgens gleich nach dem Aufstehen, damit du mit dieser positiven Schwingung in den Tag starten und sie bewahren kannst. Falls du die Übung nicht gleich morgens machen kannst, kannst du auch später oder bei Bedarf üben.

1. Nimm dir vor, die energetische Veränderung und den Energieschub zu empfangen, die nötig sind, damit du die beste Version deiner selbst sein kannst.
2. Komm in den aufrechten Stand und stell dich mit beiden Füßen fest auf den Boden – am besten ohne Schuhe, aber die Socken kannst du anbehalten.
3. Lass deine Schultern sinken, strecke deinen Hals und hebe deinen Kopf.
4. Atme durch den Nabel ein und stell dir deinen Atem beim Ausatmen als gelbes Licht vor, das zuerst in deinen Bauch fließt und dann deinen ganzen Körper durchdringt. Nutze deine Absicht und deine Vor-

stellungskraft, um die mächtige Lebensenergie zu sehen und zu spüren, die dieses gelbe Licht verkörpert.

5. Male dir beim Einatmen aus, wie diese kraftvolle Lebensenergie alle Zellen, Knochen, Muskeln und das Gewebe deines Körpers stimuliert. Stell dir vor, wie sie deinen Körper durchströmt und dich körperlich, geistig, emotional und spirituell erfrischt. Fühle dich energetisiert, lebendig und bereit für den Tag.
6. Bedanke dich bei dieser lebenssprühenden Kraft, auf die du jederzeit Zugriff hast und die du jederzeit nutzen kannst. Atme ein paarmal tief durch die Nase ein, laut durch den Mund wieder aus, und besiegle dieses Ritual mit einem Seufzen.

# ENERGETISCHER SCHUTZSCHILD

**BESTE TAGESZEIT:** Morgens

**ZEITBEDARF:** 5 Minuten

Wir sind Energiewesen und werden von äußeren Energien beeinflusst, aber wir können sehr wohl Vorsichtsmaßnahmen ergreifen, um unseren Energiekörper vor negativen äußeren Einflüssen zu schützen. Meditiere am besten im Stehen oder Sitzen. Ich rate dir, diese Visualisierungsübung zu machen, bevor du das Haus verlässt oder wenn du das Bedürfnis hast, deine Aura mit einem Schutzschild zu umgeben. Als ich noch in London lebte, habe ich die Übung regelmäßig in der U-Bahn gemacht!

1. Stell deine Füße – ob im Stehen oder Sitzen – fest auf den Boden und spüre deine Verbindung zur Erde. Schließe die Augen und stell dir vor, dass Wurzeln aus der Tiefe des Erdkerns emporwachsen, den Boden durchdringen, und bis in die Sohlen deiner Füße hineinwachsen. Atme ein paarmal tief ein und aus, bleibe bei diesem Bild, konzentriere dich auf deine Verbindung zur Erde und spüre mit jedem Atemzug deine Erdung.

2. Lass deine Schultern sinken, strecke deinen Hals und hebe deinen Kopf.
3. Richte deine Aufmerksamkeit auf den höchsten Punkt deines Kopfes. Arbeite mit deinem Atem. Stell dir vor, durch eine kleine Öffnung am Scheitelpunkt deines Kopfes einzuatmen und sieh diesen Atem als goldenes Licht, das vom Himmel durch das Gebäude oder auf den Ort herabscheint, an dem du dich befindest, und durch den Scheitelpunkt in deinen Kopf fließt. Spüre bei jedem Atemzug und jeder Visualisierung deine Verbindung zum Göttlichen und dem Kosmos.
4. Visualisiere mit deinem inneren Auge, dass du von einer transparenten Blase oder Kugel umgeben bist. Nutze deine Vorstellungskraft und Kreativität. Das Wichtigste ist, dass du sie als energetischen Schutzschild siehst und empfindest, den nur du sehen kannst und von dem nur du etwas weißt. Sieh, wie du von dieser Kugel umgeben bist, sieh dich selbst in ihrer Mitte und mach dir bewusst, dass dich nichts von dem, was außerhalb davon geschieht, etwas angeht. Spüre ein Gefühl der Erleichterung und der Dankbarkeit beim Anblick dieser Blase, die dich umgibt, dich schützt und dein Energiefeld erhält.
5. Öffne die Augen, komm wieder zurück in deinen Alltag und halte dabei an der geistigen Vorstellung von dieser Energieblase fest.

# TÄGLICHES BRAINDUMPING

**BESTE TAGESZEIT:** Morgens oder abends

**ZEITBEDARF:** 15 Minuten

Die meisten Menschen leben nur in ihrem Kopf. Es gibt zu viel, was uns beschäftigt, uns energetisch aus dem Gleichgewicht bringen und uns emotionales Unbehagen verursachen kann. Statt achtsam zu sein, ist unser Kopf einfach nur voll. Wir müssen täglich zur Toilette gehen, um überflüssige körperliche Abfälle auszuscheiden; und genauso müssen wir die überflüssigen Gedanken loslassen, die unseren Kopf füllen. Zünde zunächst eine Duftkerze oder ein Räucherstäbchen an oder gib ein ätherisches Öl in den Diffuser oder die Duftlampe. Widme dem täglichen Ausmisten im Kopf ein spezielles Notizbuch und vergiss nicht, dass es ausschließlich dazu dient, Gedanken loszulassen – nicht dazu, sie weiterzuverfolgen.

1. Schlag dein Notizbuch auf und schreibe 15 Minuten lang. Es spielt keine Rolle, was du schreibst. Es muss keinen Sinn ergeben. Und es macht auch nichts, wenn es unleserlich ist. Falls dir nichts einfällt,

schreibst du einfach drei Seiten lang: »Ich weiß nicht, was ich schreiben soll.« Schreibe, ohne dich zu zensieren oder nach Perfektion zu streben.

2. Schließe dein Notizbuch, nachdem du ungefähr 15 Minuten lang geschrieben hast oder drei Seiten voll sind, und zünde etwas Palo-Santo-Holz an.
3. Atme ein paarmal tief ein und aus und räume dein Notizbuch weg.

# DEN IDEALEN TAG VISUALISIEREN

**BESTE TAGESZEIT:**
Morgens

**ZEITBEDARF:**
5 bis 10 Minuten

Wir leben häufig unbewusst und ohne klare Absicht. Bei dieser Visualisierungsübung geht es einfach darum, dass du dir überlegst, wie dein Tag laufen soll. Die Grundlage deiner Überlegungen ist die Frage, wie du dich im Laufe oder am Ende des Tages fühlen willst. Für diese Übung brauchst du nicht mehr als deine Absicht und deine Fantasie!

1. Überlege dir drei Dinge, die an diesem Tag passieren sollen, und fasse die entsprechenden Vorsätze.
2. Stell dir nun in allen Einzelheiten vor, wie dein idealer Tag aussieht und wie du dich an diesem Tag fühlst. Was passiert an deinem Wunschtag zuerst, und wie fühlst du dich daraufhin? Visualisiere und erlebe anschließend auch alle weiteren Stadien der Manifestation deines Wunschtages.
3. Erfülle deine Visualisierung mit Leben und Gefühl, während du dir mithilfe deiner Absicht und deiner Vorstellungskraft die Emotionen ausmalst, die deinen Körper durchströmen. Du darfst dabei ruhig leidenschaftlich sein!

4. Nimm ein paar tiefe, reinigende Atemzüge. Stell dir dabei vor, durch dein Herzzentrum ein- und auszuatmen, und spüre das Glücksgefühl in deinem Herzen bei der Aussicht darauf, deinen Wunschtag Wirklichkeit werden zu lassen und ihn zu genießen.

# TÄGLICHE AFFIRMATIONEN

**BESTE TAGESZEIT:**
Morgens

**ZEITBEDARF:**
5 bis 10 Minuten

Affirmationen helfen dir dabei, den Tag nach deinen Wünschen zu gestalten. Diese täglichen Affirmationen können eine Mischung aus den Affirmationen für die verschiedenen Chakras sein. Du kannst welche zusammenstellen, die du jeden Morgen und andere, die du am Abend wiederholst. Du kannst sogar solche zusammenstellen, die dir dabei helfen, deinen Tag zu bewältigen. Außerdem kannst du kreativ werden und sie nach Bedarf verändern oder ergänzen. Normalerweise spricht man Affirmationen laut aus. Du kannst sie aber auch im Stillen wiederholen oder aufschreiben, wenn es hilfreicher ist. Unabhängig davon, auf welche Weise du deine Affirmationen wiederholst, gilt: Du solltest es mit Leidenschaft und Überzeugung tun, deinen Worten Glauben schenken und sie spüren, während du sie aussprichst oder niederschreibst. Eine besondere Wirksamkeit und Verbundenheit entsteht, wenn du in den Spiegel siehst, während du sie wiederholst.

# ERDENDE ATEMMEDITATION

**BESTE TAGESZEIT:**
Mittags

**ZEITBEDARF:**
5 Minuten

Unser betriebsamer, oft stressiger und belastender Alltag sorgt dafür, dass wir tagtäglich die Erdung verlieren. Wir fühlen uns dann oft wie weggetreten, weil wir die Verbindung zum eigenen Körper verloren haben. Indem wir uns mit dem Atem verbinden, stellen wir die Verbindung zum Körper wieder her, was uns erdet und ein Gefühl von Sicherheit und Verbundenheit erzeugt. Dieses Ritual eignet sich hervorragend, um dich in der Mittagszeit oder am Nachmittag mit deinem Atem zu verbinden und zu erden.

1. Such dir ein schönes, ruhiges Plätzchen, an dem du im Sitzen oder Stehen üben kannst.
2. Schließe die Augen, wende deine Aufmerksamkeit nach innen und werde dir deiner Atmung bewusst. Nimm wahr, wie du atmest:
   Atmest du flach oder tief? Fühlt sich deine Atmung ruhig und gleichmäßig oder hektisch an?
   Beobachte die Qualität deines Atems, ohne sie zu beurteilen.

3. Richte deine Aufmerksamkeit auf deine Füße. Stell sie fest auf den Boden und nimm deine Füße und ihre Verbindung zur Erde wirklich wahr.
4. Verlangsame deine Atmung, atme tief ein und stell dir dabei vor, wie dein Atem vom Mittelpunkt der Erde durch die Wurzeln unter der Oberfläche emporströmt, auf der du stehst, und schließlich in deinen Körper fließt.
5. Stell dir beim Ausatmen vor, wie dein Atem deinen Körper füllt und anschließend durch deine Fußsohlen in die Wurzeln unter der Erde bis tief hinunter in den Erdkern strömt.
6. Setze diese Atemvisualisierung fort und spüre dabei bewusst, wie sich dein Körper mit der Erde verbindet. Wiederhole im Stillen: »Ich bin verbunden, ich bin sicher, ich bin geerdet.«
7. Öffne nach einigen Atemzügen, und wenn du dich ausreichend geerdet fühlst, vorsichtig die Augen.

# ATEMMEDITATION ZUM AUSGLEICH DER GEHIRNHÄLFTEN

**BESTE TAGESZEIT:** Mittags

**ZEITBEDARF:** 5 Minuten

Während wir unserem Alltag nachgehen und unseren – beruflichen oder persönlichen – Verpflichtungen nachkommen, kann ein Ungleichgewicht zwischen unserer rechten und unserer linken Gehirnhälfte entstehen. Dies blockiert unsere göttlich-weibliche Energie, die Intuition und Kreativität fördert. Diese einfache Atemübung sorgt für Klarheit und Seelenfrieden und gleicht die Gehirnhälften aus. Sie kann besonders hilfreich sein, wenn du von einer Aufgabe, für die eher die logisch-praktische Hälfte deines Gehirns benötigt wird, zu einer Aufgabe wechselst, bei der die kreativ-intuitive Hälfte gefragt ist (wenn du zum Beispiel deine hauptberufliche Arbeit abschließt, um dich um dein kreatives Nebenprojekt zu kümmern oder spirituell zu arbeiten).

1. Such dir einen gemütlichen Platz, an dem du dich entspannen und diese Übung machen kannst.

2. Verschließe mit deinem rechten Daumen dein rechtes Nasenloch und atme durch das linke Nasenloch ein. Verschließe mit dem rechten Ringfinger dein linkes Nasenloch. Nimm den rechten Daumen vom rechten Nasenloch und atme durchs rechte Nasenloch aus.
3. Wiederhole den Ablauf in umgekehrter Reihenfolge: Atme durch das rechte Nasenloch ein, verschließe es mit dem rechten Daumen, öffne das linke Nasenloch und atme aus. Dies ist ein Atemzyklus.
4. Wiederhole diesen Zyklus zehnmal.
5. Atme anschließend ein paarmal tief durch beide Nasenlöcher ein und seufzend durch den Mund wieder aus.

# MEDITATION ZUM ÖFFNEN UND AUSGLEICHEN DER CHAKRAS

**BESTE TAGESZEIT:**
Abends

**ZEITBEDARF:**
35 Minuten

Einige Elemente dieser Meditation dürften dich an die Übungen zur Visualisierung oder Aktivierung der Chakras aus den vorangegangenen Kapiteln erinnern. Diese Meditation soll eine kürzere öffnende und ausgleichende Übung für den gesamten Energiekörper sein. Meditiere jeden Sonntagabend, um sicherzustellen, dass deine Chakras in der kommenden Woche offen sind und sich drehen. Bereite deinen heiligen Ort vor Meditationsbeginn dadurch vor, dass du räucherst und die Energie reinigst. Dafür kannst du zum Beispiel Lavendelöl in den Diffuser geben oder ein Weihrauchräucherstäbchen anzünden und deine Trommelsteine aus Bergkristall oder Selenit zusammentragen.

1. Komm in eine bequeme Liegeposition. Nimm deine Steine in deine Hände oder platziere sie in deiner Nähe.

2. Atme ein paarmal tief durch die Nase ein und durch den Mund wieder aus. Spüre, wie sich dein Körper mit jedem Atemzug entspannt und sich alle deine Muskeln lockern und lösen, während du tiefer in deine Unterlage sinkst.
3. Beginne, deinen Körper mit deinem inneren Auge von den Zehenspitzen bis zum höchsten Punkt deines Kopfes abzuscannen. Was siehst du dabei, und wie fühlen sich die einzelnen Teile deines Körpers an?
4. Halte beim Scannen der körperlichen Chakrabereiche kurz inne und konzentriere dich auf die Farbe des jeweiligen Energierads. Nutze deinen Atem und deine Absicht, um diese Farbe als sanftes Licht zu visualisieren, das immer stärker wird und sich dreht, während du dieses Energiezentrum aktivierst und ins Gleichgewicht bringst. Lass dir Zeit, um dich auf diese Weise durch alle Chakras zu arbeiten, sie zu aktivieren und auszugleichen.
5. Du wirst dabei wahrscheinlich feststellen, dass einige Chakras mehr Zeit und Aufmerksamkeit benötigen. Dies ist ein Hinweis darauf, wo das Ungleichgewicht besonders groß ist.
6. Merke dir alle Beobachtungen, Bilder oder Gefühle, die dir bei dieser Übung in den Sinn kommen, und notiere sie dir nach Abschluss der Meditation.

# LOSLASSRITUAL

**BESTE TAGESZEIT:** Abends

**ZEITBEDARF:** 10 Minuten

Woche für Woche passieren (manchmal sogar täglich!) Dinge, die uns emotional aus der Bahn werfen oder energetisch aus dem Gleichgewicht bringen. Dieses Loslassritual ist eine wirkungsvolle und befreiende Methode, die Dinge loszulassen, die dafür sorgen, dass wir uns unwohl fühlen. Wenn du dieses Ritual regelmäßig machst, wirst du körperlich, emotional und energetisch eine merkliche Erleichterung spüren. Ich habe es einmal einen ganzen Monat lang jeden Tag gemacht! Du kannst zu jeder Tages- und Nachtzeit üben und sooft es nötig ist. Aber meiner Ansicht nach bringt es am meisten, wenn man sich abends mit diesem Ritual beschäftigt. Um die Wirkung noch zu erhöhen, schließe ich die energetisch heilende Duschmeditation (siehe Seite 195) daran an.

1. Nimm dir ein Blatt Papier und einen Stift.
2. Setze den folgenden Text (oder eine ähnliche Formulierung, die du als passend empfindest) ganz oben auf die Seite:

*Ich lasse alles los, was folgt, weil es mir nicht dient und nicht zu meinem Besten ist. Für einen körperlichen, emotionalen und energetischen Neustart lasse ich die folgenden Punkte los.*

3. Notiere unter dieser Erklärung alles, was dich belastet (zum Beispiel »X ist mir peinlich«, »Nach dem Gespräch mit X bin ich aufgebracht«, »Ich bin wegen X verärgert oder frustriert«, »X bereitet mir Angst oder Sorgen«).
4. Lies die Liste noch einmal durch, wenn du fertig bist. Nimm ein paar tiefe, reinigende Atemzüge, während du deine Vorbereitungen dafür triffst, die Liste zu vernichten und die genannten Situationen und negativen Energien loszulassen.
5. Du kannst die Liste der loszulassenden Punkte vernichten, indem du sie verbrennst, in den Reißwolf steckst oder zerreißt. Ich empfinde es als besonders befreiend, sie auf gefahrlose Weise zu verbrennen und zuzusehen, wie sie in Flammen aufgeht. Ich spüre, wie die Energie der Situationen, die ich loslasse, meinen Körper verlässt wie der Rauch der brennenden Liste. Manche haben Freude daran, ihre Liste im Reißwolf zu schreddern oder sie in Stücke zu reißen. Egal für welche Methode du dich entscheidest, du solltest sicherstellen, dass dir das Loslassen der negativen Energie spürbare Erleichterung bringt.

6. Wenn du Zeit hast, kannst du dieses Ritual mit der energetisch heilenden Duschmeditation (siehe Seite 195) besiegeln. Wenn nicht, solltest du die Hände waschen und dir etwas kaltes Wasser ins Gesicht spritzen, um dich energetisch zu reinigen und das Ritual abzuschließen.

# ENERGETISCH HEILENDE DUSCHMEDITATION

**BESTE TAGESZEIT:**
Abends

**ZEITBEDARF:**
15 bis 20 Minuten

Diese Duschmeditation eignet sich hervorragend zur körperlichen und energetischen Reinigung. Sie kann eine sehr heilende Erfahrung sein, da sie alle energetischen Rückstände aus deiner Aura entfernt. Besonders beruhigend wirkt sie, wenn man auf Reisen oder an überfüllten Orten war. Räuchere dein Badezimmer und dich selbst mit einem Räucherbündel aus weißem Salbei und gib Eukalyptusöl in den Diffuser oder die Duftlampe, ehe du beginnst.

1. Steig in die Dusche und lass das Wasser auf deinen Kopf und deinen Körper herabströmen.
2. Schließe deine Augen und stell dir vor, wie dich das Wasser körperlich reinigt und alle Energien fortwäscht, die an diesem Tag nicht hilfreich für dich waren. Stell dir vor, wie du dich geistig und energetisch von allem Negativen und Belastenden befreist, während das Wasser es fortspült. Spüre seine reinigende und heilende Energie, während es dich blitzsauber wäscht und dein wahres Selbst wieder zum Vorschein kommt.

3. Öffne deine Augen und fahre mit deiner Duschroutine fort. Halte beim Einseifen und Haarewaschen an deiner Absicht und der Visualisierung fest, dass du geistig und energetisch blitzsauber gewaschen wirst.
4. Stell dich noch einmal aufrecht hin, schließe deine Augen und lass das Wasser über deinen Kopf und deinen Körper fließen. Stell dir vor, es hätte eine sanft-goldene Farbe, die heilend, ausgleichend und regenerierend wirkt.
5. Creme dich zum Abschluss ein und verwende ein paar Tropfen der Ölmischung »Seelenfrieden« (siehe Seite 42) oder Lavendelöl, um dich zu erden und diesen Prozess zu besiegeln.

# CHAKRAAUSGLEICHSBAD

**BESTE TAGESZEIT:** Abends oder an einem ruhigen Nachmittag am Wochenende

**ZEITBEDARF:** 30 bis 45 Minuten

Wasser hat eine sehr heilende Wirkung, und ein Bad ist eine hervorragende Möglichkeit für einen energetischen Neustart. Ich empfehle, beim Prozess der Öffnung und des Ausgleichs eines Chakras sowie immer dann, wenn du das Gefühl hast, dass deine Energiezentren Heilung und Ausgleich brauchen, ein entsprechendes Bad zu nehmen.

1. Trag die Öle und Steine zusammen, die zu dem Chakra gehören, mit dem du dich gerade beschäftigst.
2. Gib 100 Gramm Bittersalz ins warme, einlaufende Badewasser. Salz wirkt energetisch stark ausgleichend und in Kombination mit Wasser sehr heilend.
3. Gib ein paar von deinen Chakrasteinen ins Wasser. Trommelsteine funktionieren hier besser.
4. Gib, nachdem das Wasser eingelaufen ist, acht bis zehn Tropfen der ätherischen Öle deiner Wahl hinzu und verteile sie mit deinen Händen.
5. Steig mit dem Vorsatz in die Wanne, das Energiezentrum zu heilen und ins Gleichgewicht zu bringen.
6. Atme das Aroma der Öle ein und nimm die energetische Unterstützung der Steine dankbar an. Entspanne dich und genieße dein Bad.

# DANKBARKEITSÜBUNG

**BESTE TAGESZEIT:** Abends

**ZEITBEDARF:** 5 Minuten

Ich mache diese Dankbarkeitsübung jeden Abend vor dem Schlafengehen. Dann gehe ich glücklich zu Bett und schlafe entsprechend gut.

Du brauchst für diese Reflexion keinerlei Hilfsmittel, sondern lediglich ein dankbares und offenes Herz.

1. Konzentriere dich jeden Tag auf drei Dinge, die dich mit Dankbarkeit erfüllen (wie Menschen, Situationen oder das Dach über deinem Kopf), und darauf, wie glücklich und dankbar du dafür bist. Lass zu, dass sich das Gefühl der Dankbarkeit in deinem ganzen Körper ausbreitet, dein Herz öffnet und dein ganzes Sein mit Wohlbefinden erfüllt.
2. Denke nun an drei Dinge, die an diesem Tag geschehen sind und für die du dankbar bist. Sie müssen nicht besonders oder dramatisch sein. Es kann auch einfach nur darum gehen, dass du wohlbehalten nach Hause gekommen bist, eine wohltuende Mahlzeit zu dir genommen oder einen Regenbogen gesehen hast. Gestatte dem Gefühl der Dankbarkeit, deinen Körper bei dem Gedanken an diese Dinge mit positiver, liebevoller Energie zu erfüllen.

3. Danke dem Universum und dem Göttlichen für diese guten Dinge. Spüre, wie ein Gefühl von Frieden, Dankbarkeit und tiefem Glück deinen Körper, deinen Geist und deine Seele erfüllt, während du voller Wertschätzung für all das einschläfst, was du hast, was ist und was noch kommen wird.

# REINIGUNGSRITUAL

**BESTE TAGESZEIT:**
Jede

**ZEITBEDARF:**
10 Minuten

Um dein Haus, deine Wohnung oder ein bestimmtes Zimmer energetisch zu reinigen, musst du lediglich dein Salbeibündel anzünden und den zu reinigenden Bereich in der Absicht räuchern, energetische Rückstände zu beseitigen und harmonische Energie zu erzeugen. Lass die Fenster dabei zunächst geschlossen, sodass du sie anschließend öffnen kannst, um den Rauch und unerwünschte Energien entweichen zu lassen.

Verwende deinen Selenit- oder Quarzstab zur Reinigung von Räumen, die dir nicht gehören (zum Beispiel zur Reinigung eines Büroraums oder eines Bereichs in einem Flugzeug oder auf Reisen). Schwenke ihn sanft, so wie du es während einer Räucherzeremonie auch mit deinem Salbeibündel machen würdest. Bediene dich währenddessen deiner Absicht, um dir vorzustellen, wie sich alle negativen Energien verflüchtigen und die Stäbe den Raum mit reinen und harmonischen Energien erfüllen.

Gib ätherische Öle in einen Diffuser, sofern dies möglich ist, um die Reinigung des Raums zu unterstützen. Du kannst ein ätherisches Öl oder ein selbst gemachtes Spray aus Wasser und ein paar Tropfen ätherischen Ölen verwenden, um unerwünschte Energien zu beseitigen und energetisches Gleichgewicht herzustellen.

## DIE RITUALE DIESES KAPITELS

## ZEHN

# SAISONALE ERNEUERUNGSRITUALE

ICH EMPFINDE EINE ART RESPEKT – JA SOGAR VEREHRUNG – FÜR DIE NATUR UND DIE NATÜRLICHE ORDNUNG UND DEN KOSMOS UND DIE JAHRESZEITEN.

*Sidney Poitier*

Wir müssen nicht auf modernen Komfort verzichten, um mehr wie unsere Vorfahren zu leben und im Einklang mit der Natur zu sein. Vielmehr können wir die Vorzüge der modernen Existenz genießen und dennoch mit den natürlichen Zyklen und Phasen der Natur und des Mondes leben. Wir sind privilegiert, denn wir haben von beiden Welten das Beste. Wenn wir nach den Jahreszeiten und Mondzyklen leben möchten, müssen wir uns nur schlaumachen, bereit sein, Anpassungen in unserem Leben vorzunehmen, und Rituale schaffen. All dies wird die – körperliche, geistige und seelische – Gesundheit und unser Wohlbefinden fördern und sich positiv auf den Fluss unseres Lebens auswirken.

## IM WANDEL DER JAHRESZEITEN

Während sich die Menschheit weiterentwickelt und zahlreiche willkommene technische, wissenschaftliche und medizinische Fortschritte macht, sind wir weniger denn je mit den natürlichen Rhythmen des Lebens und der Natur verbunden. Die Jahreszeiten ziehen vorüber, und wir ignorieren die Hinweise der Natur, die Veränderungen beim Tageslicht, das Zu- und Abnehmen des Mondes sowie die Schwankungen der Temperatur. Oft fliegen wir per Autopilot durchs Leben. Wir schauen auf unsere Smartphones und digitalen Geräte, statt den Blick zum Himmel zu heben und auf die natürliche Umgebung zu richten. Damit verleugnen wir sowohl unsere Verbindung zur Natur als auch ihre Bedeutung, sind deshalb nicht im Einklang mit den natürlichen Rhythmen und verlieren am Ende die Verbindung zu uns selbst.

Dabei liefern die natürlichen Jahreszeiten eine Vorlage für unser Leben. Sie ermöglichen es uns, im Auf und Ab der natürlichen Rhythmen des Planeten Erde zu leben und die Erfahrung verschiedener Energien zu machen, die uns helfen, ein ausgewogenes und gesundes Leben zu führen. Die Eigenschaften der Jahreszeiten lehren uns etwas über uns selbst und den natürlichen Prozess des Lebens. Doch wenn wir den Lauf der Jahreszeiten bekämpfen, geht der Einklang mit der Natur und mit uns selbst verloren.

Es gibt Jahreszeiten mit Yin- und solche mit Yang-Energie. Um im Gleichgewicht zu sein, brauchen wir eine Mischung aus beidem. Wir sollten weder zu yin- noch zu yangbetont sein, da dies die Harmonie stört. Herbst und Winter sind Yin-Jahreszeiten und verlangen, dass wir in uns gehen: dass wir ruhen, uns regenerieren und wieder Kontakt zu göttlich-weiblichen Energien aufnehmen. In diesen eher passiven Jahreszeiten müssen wir nichts weiter tun, als zu sein. Wir müssen für uns sorgen, uns um die Grundlagen kümmern und unser Leben an die saisonalen Energien anpassen. Allerdings hört man oft Klagen über Herbst und Winter, denn die kühleren Temperaturen und dunkleren Tage scheinen unser betriebsames Leben einzuschränken und bringen so manchen von uns möglicherweise zu der Überzeugung, nicht optimal zu funktionieren. Wir versuchen vielleicht, genauso weiterzumachen wie bisher, statt einfach zu *sein*. Dies ist der Grund, weshalb im Herbst und Winter so viele Menschen krank werden und diese beiden Jahreszeiten als »Erkältungs- und Grippesaison« tituliert werden. Indem wir unserem natürlichen Rhythmus zuwiderhandeln, schaden wir oft unserer Gesundheit.

Unsere Vorfahren orientierten sich bei ihrer Lebensführung an den Jahreszeiten. Sie wussten, dass auf die Wärme und das hohe Energieniveau des Sommers, wenn das Leben aufblüht, die kühleren Temperaturen des Herbsts und der zyklische Verfall zu folgen hatten. Sie verstanden, dass der Winter seinen Zweck hatte, und bereiteten sich mit der herbstlichen Ernte auf diese Zeit vor. Sie wussten auch, dass sich Mutter Natur trotz der winterlichen Zerstörung in Wald und Flur erholen, im Frühjahr neues Leben entstehen und der Sommer neue Erträge bringen würde.

## FRÜHLING

Zur Frühjahrs-Tagundnachtgleiche sind Tag und Nacht gleich lang. Mit der Rückkehr des Lichts nach der Dunkelheit des Winters markiert sie den offiziellen Start in den Frühling. Sie läutet auch eine Zeit milderer Temperaturen und längerer Tage ein. Wir erleben ein Erwachen aus dem Winterschlaf. So, wie Mutter Natur aus ihrem winterlichen Schlummer aufsteigt und die natürliche Welt wieder erblüht, blühen auch wir auf. Der Frühling ist eine Zeit des Neubeginns. Daher ist es sinnvoll, in dieser Jahreszeit einen Schlussstrich unter die Vergangenheit zu ziehen, damit das Leben von Neuem erblühen kann. Das bedeutet, dass wir den Staub und Schmutz des Winters beseitigen, alles frisch und sauber machen und auf das Neue vorbereiten müssen. Daher kommt auch die beliebte Praxis des Frühjahrsputzes, der zu meinen jahreszeitlichen Lieblingsritualen gehört. Es ist gut, die milderen Temperaturen im Frühling zu nutzen, um erneut mit Mutter Natur Kontakt aufzunehmen und regelmäßiger nach draußen zu gehen, um frische Luft und Licht zu bekommen. Beginne, dich körperlich mehr zu bewegen und Sport zu treiben. Wähle eine leichtere Kost mit viel saisonalem Obst und Gemüse von lokalen Bauernmärkten. Im Frühling beginnt die Allergiesaison, aber der Verzehr von regionalem Honig kann dazu beitragen, die Symptome zu lindern. Das Frühjahr ist die Zeit, in der wir das Sakral- und das Herzchakra aktivieren. Das Sakralchakra ist mit der Fülle dieser Jahreszeit verbunden. Durch unsere Wiedergeburt nach dem Winter erhalten wir Zugang zu unserer inneren Kraft. Im Frühling wird das Herzchakra dadurch gestärkt, dass wir die Schönheit erkennen, die uns überall umgibt, genauso wie die Verbundenheit zwischen den Jahreszeiten und allem Leben.

# RITUAL ZUR FRÜHJAHRS-TAGUNDNACHTGLEICHE

**CHAKRAS:**
Herz-, Sakral- und Kehlchakra

**WANN:**
In den Tagen vor sowie am Tag der Frühjahrs-Tagundnachtgleiche

**ZEITBEDARF:**
1 bis 1,5 Stunden pro Tag

Die Frühjahrs-Tagundnachtgleiche ist mit neuen Anfängen, mit der Fruchtbarkeit und Geburten aller Art verbunden. Dies macht sie zum perfekten Zeitpunkt, um Platz für diese Neuanfänge zu schaffen und die Saat auszubringen, die in der kommenden Saison erblühen soll. Im Zuge deines Rituals zur Frühjahrs-Tagundnachtgleiche wirst du in den Wochen davor einen Frühjahrsputz machen, um dich und deine Umgebung auf die Geburt des Neuen vorzubereiten und die Fülle dieser Jahreszeit zu erleben.

## VOR DER TAGUNDNACHTGLEICHE

1. Entrümple dein Haus oder deine Wohnung. Spende, recycle oder entsorge verantwortungsvoll. Räum auch dein Auto aus.
2. Geh den Inhalt deines Kleiderschranks durch und motte deine Winterkleidung ein oder räume sie in den hinteren Teil deines Schranks. Wasche alle alten, muffigen Kleidungsstücke und sorge dafür, dass sie frisch und bereit zum Anziehen sind.

3. Nimm eine Grundreinigung deines Hauses oder deiner Wohnung vor: Reinige Teppiche, Läufer, Vorhänge und Möbel. Ziehe die Möbel nach vorn und entstaube, sauge und wische die Stellen, die oft vernachlässigt werden.
4. Wechsle beim Bettzeug von der wärmeren Winter- zur leichteren Frühlingsdecke. Wähle Bettwäsche in einer helleren, leuchtenderen Farbe.
5. Ordne den Papierkram der letzten Monate. Sorge dafür, dass weder alte Quittungen noch Dokumente herumliegen. Leg sie ab oder tu sie in den Papierkorb!

## AM TAG DER TAGUNDNACHTGLEICHE

1. Nimm ein Chakraausgleichsbad (siehe Seite 197) mit ätherischem Jasmin- oder Ylang-Ylang-Öl und Trommelsteinen für das Herz- und das Sakralchakra.
2. Erstelle eine Liste mit all dem Neuen, das du in dieser neuen Jahreszeit hervorbringen möchtest, und dem bereits Vorhandenen, das nun erblühen soll. Verwende sie als Grundlage für eine weitere Liste mit Affirmationen.
3. Mach eine einfache Meditation, bei der du dir vorstellst, wie diese Wünsche wahr werden, indem du deine Fantasie und deine Kreativität nutzt, darauf

vertraust, dass du deine Wünsche verwirklichen kannst, und das Glück in deinem Herzen spürst.

4. Schließe dein Ritual damit ab, dass du deine Affirmationen laut aussprichst. Nutze deine Stimme – ganz egal ob du singst oder sprichst – und leg deine Liste zusammen mit all den Gegenständen auf deinen Altar, die möglicherweise für die Manifestation deiner Wünsche stehen.

## SOMMER

Die Sommersonnwende ist der längste Tag des Jahres mit einem Maximum an Tageslicht und der offizielle Sommerbeginn. Sie ist sowohl ein Höhepunkt als auch die Mitte des Jahres, man kann aber auch in den Monaten danach noch reichlich Sonnenschein genießen. In dieser Zeit werden die Tage allmählich kürzer bis in den Herbst, wenn Sonne und Mond ein weiteres Mal gleich lang am Himmel stehen.

Der Sommer ist die sonnige Jahreszeit und steht für die feurige Energie unseres Solarplexuschakras – unser kostbares, ganz persönliches Energiezentrum. Er ist eine sehr energiereiche Jahreszeit, in der wir uns auf unser persönliches Potenzial konzentrieren, um unsere Wünsche für den Rest des Jahres zu verwirklichen, und eher dazu angelegt werden, uns mit der maskulinen Manifestationsenergie der Sonne zu verbinden. Wir genießen das physische Sonnenlicht und können diese Energie nutzen, um unsere einzigartige Persönlichkeit ins Rampenlicht zu rücken.

Wie der Himmel strahlen auch wir in dieser Jahreszeit Wärme aus. Energetisiert von der Sonne und den langen Tagen, haben wir mehr Energie, um uns mit anderen zu treffen, uns den Dingen zu widmen, die wir gern tun, und voller Selbstvertrauen und Klarheit zu leben. Der Sommer lädt unsere persönlichen Batterien wieder auf und erinnert uns daran, wie wichtig es ist, zu genießen und Spaß zu haben.

Viele Zitrusfrüchte sowie reichlich Zitronen- und Ingwerwasser zu sich zu nehmen, ist eine wunderbare Möglichkeit, mit den Energien des Sommers zu arbeiten, um klar und stets gut mit Flüssigkeit versorgt zu bleiben. Der Sommer ist auch eine hervorragende Zeit, um mehr

Ausdauersport zu treiben und dadurch deinen Herzschlag und deine Endorphinausschüttung zu erhöhen. Umso besser, wenn sich dies mit einem Aufenthalt im Freien und der Sonne verbinden lässt! Du solltest nur darauf achten, dass du stets ausreichend mit Flüssigkeit und Sonnencreme versorgt bist.

# SOMMERSONNWEND-RITUAL

**CHAKRAS:**
Solarplexus- und Sakralchakra

**WANN:**
Am Tag der Sommersonnwende

**ZEITBEDARF:**
1 Stunde

Zur Sommersonnwende bekommen wir am meisten Tageslicht, während wir den Sommer begrüßen. Wir bringen nicht nur dem physischen Sonnenlicht, sondern auch unserem inneren Licht unsere Wertschätzung entgegen und feiern unsere innere Essenz. Die Sommersonnwende schenkt uns Energie und dient uns als Eintrittsort in einen neuen Lebensabschnitt.

## SOMMER-GEDANKEN

1. Der erste Teil dieses Rituals ist eine Übung für dein Tagebuch. Überlege, welche deiner Aspekte du noch mehr annehmen möchtest. Wie kannst du diese Anteile ins Licht holen und deine einzigartige Essenz feiern?
2. Du kannst dir auch einige der Fragen aus der Tagebuch-Übung zum Solarplexuschakra (siehe Seite 82) stellen, um zu prüfen, wie sich diese Themen auf dein Leben auswirken.
3. Gib Pfefferminzöl in den Diffuser und trink genüsslich einen Inger-Zitronen-Tee, während du dir Gedanken zu dieser schriftlichen Übung machst.

## VERBINDUNG MIT DER INNEREN ESSENZ

1. Stell anhand deiner Sommer-Gedanken eine Liste von Möglichkeiten zusammen, auf welche Weise du stärker in deine Macht kommen, Verbindung zu deiner inneren Essenz aufnehmen und diese Dinge in dein Leben integrieren willst.
2. Wirf die Liste ins Feuer oder verbrenne sie mithilfe einer Kerze und achte darauf, dass dabei nichts passieren kann. Spüre, während die Liste in Flammen aufgeht, wie das Feuer dein Innerstes dazu drängt, in diesem Sommer und auch danach voller Freude mehr du selbst zu sein.

## HERBST

Die Herbst-Tagundnachtgleiche kennzeichnet ein Gleichgewicht zwischen Tag und Nacht sowie den offiziellen Beginn meiner Lieblingsjahreszeit. Im Anschluss daran werden die Tage allmählich kürzer bis zur Wintersonnwende, dem kürzesten Tag des Jahres. Während im Herbst die Temperaturen sinken, fährt Mutter Natur zurück, und die natürlichen Verfallszyklen setzen ein. Die Blätter werden braun, und allmählich verändert der unausweichliche Verlust die Landschaft. Umgekehrt ist der Herbst auch die Jahreszeit der Ernte und der Fülle. Seine Energie beinhaltet also ein Paradox – genau wie jeder Einzelne von uns. Wir können die energetischen Früchte unserer Arbeit im Frühling und Sommer ernten, sehen aber auch, wie bestimmte Energien schwinden, nachlassen oder gar ganz vergehen.

Der Herbst ist dem Wurzelchakra zugeordnet und eine Zeit, in der wir uns um unsere tiefsten Grundbedürfnisse kümmern: unser Zuhause, unsere Nahrung, unseren Körper und die Dinge, die uns »verwurzeln« oder nach dem energetischen Hoch des Sommers wieder erden. Wie im Frühling werden wir Maßnahmen ergreifen, um wieder Ordnung und Gleichgewicht in unser Leben zu bringen, indem wir Bereiche unseres häuslichen Umfelds und unseres Lebens aufräumen, um Harmonie herzustellen. Der Frühling schenkt eine nach außen, sein jahreszeitliches Gegenstück eine nach innen gewandte Energie. Wenn die Tage langsam kürzer werden, haben wir vielleicht den Wunsch, unseren Tagesablauf zu verändern, um die Helligkeit der früheren Stunden so gut wie möglich nutzen zu können. Wir treffen uns nicht mehr so oft im Freien mit anderen und verbringen mehr gemütliche Abende daheim.

In dieser Jahreszeit können wir uns häufiger ein Bad zum Ausgleich der Chakras oder der energetischen Reinigung gönnen, meditieren, unsere Gedanken im Tagebuch festhalten und uns an Yin-Aktivitäten wie Yoga erfreuen. Beim Sport können wir von den energiegeladenen Ausdauersportarten des Sommers auf ruhigere, bodenständigere Aktivitäten wie das Wandern umstellen, bei denen wir die sich verändernde Landschaft auf uns wirken lassen und gleichzeitig etwas Vitamin D und frische Luft bekommen.

Es ist wichtig, das Immunsystem auf die unvermeidliche Erkältungs- und Grippesaison vorzubereiten, die etwa zu dieser Zeit beginnt. Viel Wurzelgemüse zu essen, vor allem die Sorten, deren Farben den bunten Schattierungen des Laubs ähneln, verbindet uns mit den Energien dieser Jahreszeit und des Wurzelchakras. Rote Bete, Rüben, Kartoffeln, Pastinaken, Süßkartoffeln, Zwiebeln und Knoblauch verfügen über eine hohe Konzentration von Antioxidantien und enthalten Vitamin A, B und C sowie Eisen, die deinem Immunsystem einen dringend benötigten Energieschub geben werden. Der Herbst ist eine Zeit, um Gleichgewicht und Harmonie zu finden, sich den grundlegenden Dingen zu widmen und dadurch zu erden, die Schönheit der Veränderungen in der Landschaft und in unserem Leben zu genießen und uns diesem energetischen Prozess anzuvertrauen.

# RITUAL ZUR HERBST-TAGUNDNACHTGLEICHE

**CHAKRA:**
Wurzelchakra

**WANN:**
Am Tag vor sowie am Tag der Herbst-Tagundnachtgleiche

**ZEITBEDARF:**
Jeweils 1 Stunde

Die Herbst-Tagundnachtgleiche symbolisiert Ordnung und Gleichgewicht. Während wir den Herbst willkommen heißen und die letzten Monate des Kalenderjahres begrüßen, fordert uns die Tagundnachtgleiche auf, uns zu erden und zu verwurzeln sowie Ordnung und Gleichgewicht in unser Leben zu bringen.

## AM TAG VOR DER HERBST-TAGUNDNACHTGLEICHE

1. Nimm dir etwas Zeit, um Tagebuch zu schreiben und zu überlegen, was du jetzt loslassen möchtest. Was kannst du in dieser neuen Jahreszeit loslassen? Was zerfällt, stirbt oder ist nicht mehr zeitgemäß? Frage dich, ob du noch etwas tun kannst, um Ordnung und Gleichgewicht in dein Leben zu bringen. Was würde dir das Gefühl geben, besser geerdet und verwurzelt zu sein? Du kannst dir auch Fragen aus der Tagebuch-Übung zum Wurzelchakra (siehe Seite 46) stellen.
2. Nimm dir unter Berücksichtigung deiner Tagebuchnotizen Zeit, eine To-do-Liste mit praktischen

Maßnahmen zu erstellen, die du ergreifen kannst, um sowohl bei dir zu Hause als auch in deinem Leben Ordnung und Gleichgewicht zu schaffen und für alles Wesentliche zu sorgen.

## AM TAG DER HERBST-TAGUNDNACHTGLEICHE

1. Geh aus dem Haus, mach draußen in der Natur einen achtsamen Spaziergang und nimm dir dabei die Zeit, die natürliche Welt mit all deinen Sinnen aufzunehmen: Beobachte die farbliche Veränderung des Laubs, fühle die kühlere Luft und nimm den Geruch dieser Jahreszeit wahr. Indem du dies achtsam und absichtsvoll tust, wirst du dich erden und dein Wurzelchakra ins Gleichgewicht bringen.
2. Gare verschiedene Wurzelgemüse, wenn du wieder zu Hause bist. Back das Gemüse im Ofen, dämpfe es, brate es kurz in der Pfanne an oder koche es und mach eine Suppe daraus. Mach es dir an deinem heiligen Ort gemütlich, gib Weihrauchöl in den Diffuser und praktiziere die erdende Atemmeditation (siehe Seite 186).

## WINTER

Offizieller Beginn des Winters ist die Wintersonnwende, der dunkelste Tag des Jahres. Es ist eine Zeit, in der Wachstum oder Blüte enden und der im Herbst begonnene Zyklus des Verfalls seinen Abschluss findet. Die dunkleren Tage können ein Gefühl der Trostlosigkeit mit sich bringen, das von der nackten und kahlen Landschaft noch verstärkt wird. Im Winter empfinden wir das Leben in der Natur und vielleicht auch unser eigenes Dasein als starr und reglos. Doch die Kargheit, die wir in dieser Zeit sehen und erleben, hat auch etwas Schönes.

Tiere machen zu dieser Zeit ihren Winterschlaf, und die kalte Jahreszeit ermuntert uns dazu, es ihnen gleichzutun. Die kühleren Temperaturen und das rauere Wetter bringen uns dazu, zu Hause zu bleiben. Wegen der dunkleren Tage haben wir auch weniger Lust, aktiv und munter zu sein, und neigen eher dazu, uns in einer gemütlichen Umgebung auszuruhen und zu entspannen.

In der tiefen Stille des Winters können wir uns die dringend benötigte Zeit nehmen, um uns zu erholen, einen tieferen Blick in unser Inneres zu werfen und weder der Dunkelheit dieser Jahreszeit noch der Dunkelheit in uns selbst auszuweichen. Es ist eine kraftvolle Zeit, um herauszufinden, ob wir möglicherweise gerade irgendwelche Schattenseiten oder unbewusste Eigenschaften entwickeln, sodass wir Schatten in Licht verwandeln können.

Da diese Jahreszeit eine starke Verbindung zu unserem Dritten Auge und unserem Kronenchakra hat, eignet sie sich sehr gut dazu, die göttlich-weibliche Energie anzunehmen und zu einer eher yin-betonten Lebenseinstellung zu gelangen: weniger zu tun und mehr zu sein.

In dieser Zeit der Ruhe und der Stille können wir mithilfe von Meditation, Tagebuchschreiben und Visualisierung Zugang zu unserer inneren Weisheit finden und uns von unseren Träumen den weiteren Weg weisen lassen.

Obwohl wir uns im Winter unter Umständen stärker auf unsere spirituelle und emotionale Arbeit konzentrieren, sollten wir uns auch um den Körper kümmern. Da eine ausreichende Vitamin-D-Zufuhr für unser Immunsystem wichtig ist, sollten wir – sofern das Wetter es zulässt – so viel wie möglich aus der Wintersonne und aus unseren Aufenthalten im Freien herausholen, um Erkältungen oder Grippeerkrankungen vorzubeugen. In einer Phase, in der wir uns eher mit den oberen spirituellen Chakras beschäftigen, kann uns dies auch sehr stark erden, energetisch ins Gleichgewicht bringen und mit der Erde verbinden.

Hot Yoga und regeneratives Yin-Yoga sind im Winter eine tolle Sache. Viele Chakraausgleichsbäder (siehe Seite 197) und heißer Tee mit Lavendel, Kamille und Rose können dir dabei helfen, dich auf die beruhigenden Energien dieser Jahreszeit einzustimmen. Nutze im Winter die Gelegenheit, still zu werden, dich auszuruhen und zu erholen im Wissen darum, dass er einen wichtigen Zweck in deinem Leben erfüllt. So, wie die Zyklen der Natur im Hintergrund auf die unausweichliche Wiedergeburt im Frühling hinarbeiten, entfaltet sich tief in unserem Bewusstsein die nächste Phase unseres Lebens.

# WINTERSONNWEND-RITUAL

**CHAKRAS:**
Drittes Auge und Kronenchakra

**WANN:**
Am Tag der Wintersonnwende

**ZEITBEDARF:**
1,5 Stunden

Die Wintersonnwende ist der dunkelste Tag des Jahres und der offizielle Winterbeginn. Zu dieser Zeit verbünden sich die Natur und der Kosmos, um uns zum Nachdenken und zur Regeneration anzuregen. Die Wintersonnwende fordert uns auf, den Blick nach innen zu wenden, Verbindung mit den oberen Chakras – speziell dem Dritten Auge und dem Kronenchakra – aufzunehmen und sie ins Gleichgewicht zu bringen.

1. Reinige deinen heiligen Ort und dich selbst mit einem Räucherritual. Gib etwas Sandelholzöl in den Diffuser.
2. Visualisiere Stirn- (siehe Seite 138) und Kronenchakra (siehe Seite 160).
3. Koch dir einen Tee (vielleicht aus frischer Minze oder Lavendel), leg einige deiner Steine für Stirn- und Kronenchakra neben dich oder halte sie in einer Hand und schreibe alle deine Beobachtungen oder Erfahrungen während der Chakravisualisierung auf – vor allem was Ungleichgewichte oder Blockaden betrifft.

4. Schreibe eine Liste mit all dem Dunklen in deinem Leben, das du loslassen möchtest. Dabei kann es sich um innere Schattenelemente handeln, aber auch um eine Situation oder um Gefühle gehen, die du in dir trägst. Lass die Dunkelheit dieser Jahreszeit all das Dunkle in deinem Leben enthüllen, damit du es dem Licht übergeben kannst.
5. Zünde eine Kerze an und nutze ihre Flamme, um die Liste auf eine ungefährliche Weise zu verbrennen. Fasse – während du zusiehst, wie die Liste im Licht der Kerze verbrennt – den Vorsatz, dass sich die Dunkelheit, die du nun loslässt, in der kommenden Jahreszeit in Licht verwandeln möge.
6. Nimm eine reinigende Dusche (siehe »Energetisch heilende Duschmeditation« auf Seite 195), um noch mehr Negativität und Dunkelheit loszulassen.

## SICH VOM MOND FÜHREN LASSEN

So, wie uns die Jahreszeiten als Vorlage für das Leben dienen, gibt auch der Mond uns Führung. Er war eine wegweisende Kraft für die Menschen des Altertums, die in ihm eine über den Tag (an dem sie die Sonne nutzten) hinausgehende Methode der Zeitmessung und eine Möglichkeit sahen, die Monate voneinander abzugrenzen. Mit seiner Anziehungskraft steuert der Mond die Gezeiten der Meere, die bei Voll- und Neumond am heftigsten ausfallen. Da der Mensch zu 60 bis 70 Prozent aus Wasser besteht, folgt daraus, dass auch wir von der Anziehungskraft des Mondes beeinflusst werden. Der Vollmond etwa ist eine sehr energiereiche Zeit, in der es statistisch betrachtet mehr psychische Probleme gibt und mehr Verbrechen geschehen, was einen Zusammenhang zwischen unserer psychischen Verfassung und dem energetischen Höhepunkt des Mondzyklus zeigt. Das heißt nicht, dass der Vollmond eine ungünstige Zeit wäre; es heißt lediglich, dass er eine sehr energiereiche Zeit ist. Darüber hinaus steigt bei Vollmond auch die Zahl der Geburten und der Empfängnisse. Unsere Vorfahren mussten ohne die Unterstützung der modernen technischen Errungenschaften auskommen; sie verließen sich ganz auf die Zyklen der Natur, unter anderem die Mondphasen. Sie orientierten sich am Zyklus des Mondes, wenn es darum ging zu entscheiden, wann bestimmte Nutzpflanzen ausgebracht oder geerntet werden sollten und wie sie mit dem Ozean zurechtkommen und sich darauf zurechtfinden sollten. Sie erkannten, dass Mondfinsternisse große Veränderungen brachten, und wussten, dass irgendjemand (oft ein Anführer) oder irgendetwas aus dem Blickfeld verschwinden und dies ein Ende und einen Neuanfang mit sich bringen würde.

# NEUMONDRITUAL

**CHAKRAS:**
Wurzel-, Sakral- und Solarplexuschakra

**WANN:**
Am Tag des Neumonds oder am Tag danach

**ZEITBEDARF:**
45 Minuten bis 1 Stunde

Der Neumond verkündet den Beginn des neuen Mondzyklus. Die Begegnung von Sonne und Mond gibt uns Gelegenheit, ein neues Kapitel aufzuschlagen und einen neuen Anfang zu machen. Da der Himmel bei Neumond schwarz ist, entsteht eine leere Leinwand, die wir mit unseren Vorsätzen für den bevorstehenden Monat füllen können.

1. Sieh nach, in welchem Tierkreiszeichen der Neumond steht und welche Themen dazu gehören.
2. Überlege, welche Rolle die Themen in deinem Leben spielen, und halte deine Gedanken im Tagebuch fest.
3. Fasse deine Überlegungen zu diesen Themen in einer fünf bis zehn Punkte umfassenden Manifestierungsliste für den bevorstehenden Mondmonat zusammen. Verwahre sie sicher an deinem heiligen Ort und leg ein paar von deinen Steinen für das Wurzel- und das Solarplexuschakra obendrauf.
4. Mach die Übung »Den idealen Tag visualisieren« (siehe Seite 183) und stell dir vor, wie die Wünsche auf deiner Neumondliste Wirklichkeit werden.

# VOLLMONDRITUAL

**CHAKRAS:**
Sakral-, Herz- und Kehlchakra

**WANN:**
Am Abend vor dem Vollmond

**ZEITBEDARF:**
45 Minuten bis 1 Stunde

Der Vollmond ist das Symbol für den Höhepunkt des Mondzyklus und ein sehr energiereicher Moment. Es gibt keine bessere Zeit, um etwas abzuschließen, als unter dem vollen Mond. Lass das Licht des Mondes die Dinge erhellen, denen du deine Aufmerksamkeit schenken musst, die du vielleicht zum Abschluss bringen oder heilen musst.

1. Trage am Abend vor dem Vollmond ein paar deiner Trommelsteine für das Wurzel- und das Sakralchakra zusammen, leg sie für ein paar Minuten mit etwas Salz in eine Schüssel und wasche sie anschließend unter laufendem Wasser ab.
2. Gib die Steine mit gefiltertem Wasser in ein Einmachglas und verschließe es mit dem Schraubdeckel. Stell das Glas nach draußen ins Mondlicht (wenn du im Freien einen Platz dafür hast) oder an ein vom Mond beschienenes Fenster.
3. Reinige deinen heiligen Ort und dich selbst mithilfe eines Räucherbündels und gib Lavendelöl in den Diffuser. Reibe deine Schläfen und Handgelenke mit ein paar Tropfen der Ölmischung »Seelenfrieden«

(siehe Seite 42) ein, bevor du dich mit deinem Tagebuch hinsetzt, um dir ein paar Gedanken zu machen.

4. Verfasse einen Tagebucheintrag, in dem du dich mit den Themen des Vollmonds beschäftigst. (Sieh nach, in welchem Tierkreiszeichen der Vollmond steht und welche Themen diesem Zeichen des natürlichen Tierkreises zugeordnet sind.) Notiere dir alles, was du vollenden, würdigen, klären und heilen möchtest.
5. Geh hinaus ins Mondlicht (wenn du über einen geeigneten Platz im Freien verfügst und das Wetter es zulässt) und lies deine Liste laut vor.
6. Entsorge deine Liste, indem du sie auf ungefährliche Weise in der Flamme einer Kerze verbrennen lässt. Du kannst sie auch einfach zerreißen. Achte darauf, dich mit den Energien der Dinge zu verbinden, die du loslässt, und sie zu spüren.
7. Gönne dir ein Ausgleichsbad (siehe Seite 197) für Wurzel- und Sakralchakra mit den entsprechenden ätherischen Ölen und Steinen.
8. Trinke das mit den heilenden und ausgleichenden Energien der ausgewählten Edelsteine aufgeladene Mondwasser, um das Ritual abzuschließen.

# ANHANG

## MEIN TÄGLICHES WELLNESSRITUAL

### MORGENS

ZEITBEDARF:

### MITTAGS

ZEITBEDARF:

### ABENDS

ZEITBEDARF:

# INTERNETADRESSEN

## THE ALCHEMY STORE

thealchemystore.com

Auf dieser Seite findest du mit Reiki-Energie aufgeladene Kerzen und passende Klangbadmeditationen, mit Reiki-Energie aufgeladene ätherische Öle sowie mit Blütenessenzen hergestellte Aurasprays zur Verwendung in Ritualen und bei der Meditation.

## ASTRODIENST

astro.com

Diese Seite ermöglicht ein leichtes, praktisches Verständnis der Astrologie mit allen wichtigen astrologischen Ereignissen und allen Jahreszeiten.

# DANK

Ich danke: Meiner Lehrerin Noelle Rose für ihre Weisheit, Liebe und Heilung. Jamie, der mir den Weg gewiesen hat und mir hilft, im Gleichgewicht zu bleiben. Meinem Bruder, der verhindert, dass ich die Bodenhaftung verliere, und mich zum Lachen bringt. Meiner Mama für ihre Liebe und weil sie mich auf Zack hält. Meinem Papa, der mich stets beschützt und leitet. Andrea, die sich während des Schreibprozesses um mich, meinen Sohn und meinen Mann gekümmert hat. Sal, die seit über 30 Jahren meine beste Freundin ist, und allen Deysels, Phillips und Cheeses, weil sie wie Familie für mich sind. Tanya und Kyle für ihre bedingungslose Freundschaft und Kameradschaft und dafür, dass sie mir einen so großen Teil der Last dessen abnehmen, was ich tue. Jon, weil er mein Seelenbruder und bewusster Mit-Schöpfer ist.

Und zu guter Letzt meinem Mann Kevin, der mich mehr als alle anderen bestärkt, für seine immerwährende Unterstützung und endlose Geduld, sowie unserem Baby Asher, dem lebenden Beweis dafür, dass Wunder geschehen können, wenn man seine Chakras ins Gleichgewicht bringt! Ich habe ein Riesenglück, dass ich euch lieben darf, von euch wiedergeliebt werde und mit euch lachen kann!

Meg, Debbie und dem ganzen Team von Penguin Random House für eure große Unterstützung und eure Beratung im Schreibprozess – und für eure redaktionellen Zauberkräfte.

# REGISTER